Heilende Meditationen

Michael Raab

Heilende Meditationen

Übungen aus dem stillen Qigong

2. erweiterte Auflage

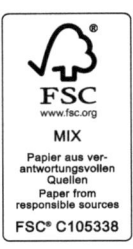

Die Deutsche Nationalbibliothek verzeichnet diese Publikation in der Deutschen Nationalbibliografie; detaillierte bibliografische Daten sind im Internet über http://dnb.dnb.de abrufbar.

Fotografie und Grafik: **Michael Raab**
Pixabay (S. 38 & 54)

Vielen Dank auch an Susanne Wulff, die mir mit zahlreichen Verbesserungsvorschlägen zur Seite stand.

Herstellung und Verlag:
BoD – Books on Demand Norderstedt

ISBN 9783749436033

Inhalt

Mein Weg zur Meditation

Schon in meiner frühen Jugend wurde ich, bedingt durch mein Elternhaus, mit dem konfrontiert, was damals noch als seltsam und exotisch galt: mit der Meditation.

Ich hatte das große Glück, dass ich ohne einen Lehrer beginnen durfte, denn so konnte ich meine eigenen, reinen Erfahrungen machen. Frei von fremden Konzepten und weltanschaulichen Festlegungen erwarb ich im Laufe der Zeit mein ganz eigens Konzept, das aus eigenen, authentischen Erfahrungen heraus gewachsen war. Mein Hauptthema dabei ist die Abstimmung mit den Energien des Kosmos. In meiner Vorstellung stimmt sich das eigene Bewusstsein wie ein Radioempfänger mit dem kosmischen, göttlichen Bewusstsein ab und erhält dadurch Inspiration und Energie. Diese Praxis der Abstimmung ermöglicht es mir, starke und hohe Energien zu erreichen, die mich näher an mein Zentrum gebracht haben, die meinen Geist, mein Gemüt und meinen Körper reinigen und die mich so zu tiefer innerer Ruhe und zu innerem Frieden führen.

Dabei merkte ich, dass alle die verschiedenen Formen der Meditation auch dann eine Wohltat sind, wenn man kein transpersonales Konzept verfolgt. Es ist vollkommen egal, ob jemand an ein wie auch immer geartetes „Höheres Sein" glaubt oder nicht, die Praxis der Meditation ermöglicht Zustände tiefster innerer Ruhe und tiefstem inneren Friedens, die sich ein „normaler" Mensch gar nicht vorstellen kann.

Und so begann ich, die Welt von einem höheren, erhabenen Standpunkt aus zu sehen. Ich stellte erstaunt fest, dass sich unter dem Eindruck dieser Erfahrungen viele Sorgen und Nöte aufgelöst hatten.

Inzwischen hat die moderne Wissenschaft begonnen, diese Dinge zu erforschen und man ist zu interessanten Ergebnissen gekommen.

In meiner frühen Jugend hatte ich ein Urerlebnis:
Als ich 14 Jahre alt war, hatte mir jemand ein paar Yoga-Übungen gezeigt. Eines Tages musste ich mich auf eine Matte auf dem Boden legen. Erst musste ich mir vorstellen, dass meine Arme schwer und warm werden würden. Dann sollte ich mir vorstellen, wie meine Arme und meine Beine plötzlich nicht mehr zu meinem Körper gehören würden, wie sie von ihm abgetrennt seien. An meinen Armen und Beinen stellte sich ein angenehmes Nicht-Gefühl ein. Dann musste ich mir vorstellen, wie mein Rumpf nicht mehr zu meinem Kopf gehörte. Ich spürte ganz deutlich, wie mein Rumpf sich von mir trennte. In meiner bewussten Körperwahrnehmung blieb nur noch mein Kopf übrig, also der REINE GEIST, vollkommen befreit von der Last der Erdenschwere. Dabei stellte sich ein Wohlgefühl ein, wie ich es bis daher nicht erlebt hatte: Tiefe Ruhe, tiefer innerer Frieden, kein Denken, kein Wollen, keine Vergangenheit, keine Zukunft, nur reines Sein, herrlich majestätisch und in sich ruhend. Schon ein besonderer Zustand, aber irgendwie auch "nichts Besonderes" (wie es im Zen so heißt).

Mein Geist ruhte in sich selbst.
Der Körper wird vergessen, der Geist wird wach!

Es war mit Abstand das Beste, was ich damals je erlebt hatte!

Diese Übung habe ich später nie mehr wieder irgendwo beschrieben gefunden. Gewöhnlich sind meditative Übungen so gestaltet, dass die Aufmerksamkeit und damit die Energie vom Kopf weg gelenkt werden. Die Meisten haben viel zu viel Unruhe im Kopf. Man versucht eben eher, den Kopf abzuschalten und die Aufmerksamkeit auf den Körper, auf die Atmung oder auf den Bauch zu lenken. So kommt man möglichst weit vom Kopf weg. Hier bei dieser Übung geschah das nun genau umgekehrt!

Als junger Erwachsener begann ich mit westlichen Wegen, die im Umfeld der Kabbalah angesiedelt sind. Wichtige Impulse erhielt ich hier von Gabriele Quinque in Frankfurt a.M., bei der ich ein Jahr in der Lehre war. Sie lehrte mich die tieferen Bedeutungen von Symbolik, Trance, Rückführungen und Tempelschlaf.

Später absolvierte ich eine Ausbildung zum Entspannungspädagogen und zum Heilpraktiker. Ich fühle mich stark zur Homöopathie hingezogen, konnte das aber bisher leider noch nicht umsetzen.

Dann wandte ich mich den östlichen Wegen zu. Ich probierte Reiki und Zen-Buddhismus aus. Fast ein Jahr lang besuchte ich regelmäßig ein Zen-Dojo.

Als ich das Gefühl hatte, nicht „weiter" zu kommen probierte ich es mit Taiji Quan und Qigong. Auch hier spürte ich zunächst keinen „Fortschritt" und so gab ich diese Künste auf. Ungefähr ein halbes Jahr später träumte ich mehrfach von Taiji!

Zuhause machte ich ein paar Übungen, an die ich mich noch erinnern konnte. Da spürte ich sehr deutlich, dass sich energetisch etwas in mit tat. Ein Gefühl von Ruhe und Frieden umgab mich plötzlich wie ein warmer weicher Mantel.

Daraufhin begann ich wieder, regelmäßig diese Künste zu üben und ich begann mehrere Ausbildungen zum Qi Gong Lehrer.

Meine Lehrer waren Bernhard Maier vom Centre Qigong in Karlsruhe und Dr. Christoph Stumpe vom Shenmen-Institut in Düsseldorf.

Das Wichtigste über „Qi"

Aus China ist das Qi Gong zu uns gekommen, das mittlerweile sehr bekannt geworden ist. Man unterscheidet grob zwischen „bewegtem Qi Gong" (Donggong) und „stillem Qi Gong" (Jinggong). Vom letzteren wird in diesem Buch die Rede sein.

Das „bewegte Qi Gong" besteht aus Bewegungen im Zeitlupentempo, die im Stehen ausgeführt werden. Sie erinnern ein wenig an Kampfkunst. Sie sind auch mit dem Taijiquan, dem Schattenboxen, verwandt. Sie haben aber nichts Kämpferisches an sich. Sie sind eher eine Meditation in Bewegung.

Das „stille Qi Gong" sind Meditationen, die im Sitzen oder im Liegen gemacht werden. Der Körper bewegt sich dabei nicht. Die unverkrampfte und gelöste Aufmerksamkeit wird auf bestimmte Punkte und Leitbahnen des Körpers gerichtet, um so den Fluss des Qi anzuregen und in Harmonie zu bringen. Das Qi, das ja überall im Universum frei verfügbar ist, wird dadurch vermehrt in den eigenen Körper aufgenommen.

In China kennt man das Konzept von „Qi", auch „Chi" geschrieben. Für unsere Zwecke ist es sinnvoll, dieses „Qi" mit „Lebensenergie" zu übersetzen. Demnach kursiert in unserem Körper, wie in allem Lebendigen, dieses Qi. Dabei fließt es über bestimmte Leitbahnen, die Meridiane, und es gibt verschiedene Punkte und Zentren, die für seine Verteilung und „Umwandlung" eine Rolle spielen.

Wie würde ein Mensch sein, bei dem dieses Qi ungehindert und frei fließen kann, so wie die Natur es sich einmal vorgestellt hat?

Betrachten wir kurz den Idealfall, der in der Realität sicher so gut wie nie vorkommt, einmal genauer:

Dieser Mensch würde bei bester Gesundheit sein (vermutetes) biologisches Alter von 120 – 130 Jahren erreichen. Schwere und chronische Erkrankungen wären bei solchen Menschen eine seltene Ausnahme und akute Erkrankungen und Verletzungen würde er schnell ausheilen.

Wenn der Qi-Fluss ausgeglichen und harmonisch ist, dann ruht der Mensch ganz in sich, er strahlt Ruhe und Ausgeglichenheit aus. Störungen und Belastungen werden relativ schnell aufgefangen und kompensiert.

Ein solcher Mensch hat ein tiefes Wohlgefühl, das mal eher ruhig und mal eher ein wenig freudvoll sein kann. Dieses Wohlgefühl stellt sich von alleine ein, ohne dass es dafür einen besonderen Anlass braucht.

Im echten Leben werden die meisten von uns wohl eher nicht diesen Idealzustand „erreichen". Trotzdem lohnt es sich, sich mit diesen Übungen vertraut zu machen und sich mehrmals die Woche mit ihnen zu beschäftigen. Der Zugewinn an Lebensqualität und Wohlgefühl, der sich fast automatisch einstellt, ist für sich schon Lohn genug.

Es gibt immer wieder Berichte, wonach Menschen eine schwere Erkrankung wie beispielsweise Krebs mit Qi Gong überwunden haben. Diese hatten meist täglich 2 bis 3 Stunden Zeit in diese Übungen investiert. 2 bis 3-mal in der Woche je eine halbe Stunde kann aber schon reichen, um in Laufe von vielleicht einem Jahr in seinem Leben sehr weitreichende und positive Veränderungen herbeizuführen.

Erwähnen möchte ich noch, dass Alkohol und andere gefährliche Drogen bei einem ausgeglichenen Menschen mit gutem Qi-Fluss keine Resonanz finden. Denn wer in sich selber ruht, der braucht keine Stimulanzien und erst recht keinen „Kick". Wer eine Sucht-Karriere hinter sich hat, der hat in aller Regel leider auch ein mehr oder weniger ramponiertes Nerven- und Energiesystem. Man wird hier vermutlich deutlich mehr Zeit und Ernsthaftigkeit in diese Übungen investieren müssen als sonst.

Spiritueller Weg

Qi Gong war ursprünglich ein spiritueller Weg und diente nur nebenbei der Gesunderhaltung. Die alten Meister folgten dem DAO. Für sie war Qi Gong Ausdruck einer Lebenskunst. Sie wollten den Fluss ihrer Lebensenergie verbessern, um damit inneren Frieden und das DAO zu erlangen. Dass Qi Gong auch die Gesundheit stärkt und dazu befähigt, bei äußeren Bedrohungen die Ruhe zu bewahren, nahmen die alten Meister als unwichtige Nebenwirkung hin.

Hinter den praktischen Gründen wie bessere Gesundheit oder besserer Umgang mit Stress kann man, wenn man offen dafür ist, etwas viel besseres finden, nämlich: Sich selbst!

Wer sein wahres Selbst berührt, der berührt das DAO; wer zu seinem wahren Selbst erwacht, der wird eins mit dem DAO.

Tschuang Tse (350 v. Chr.) schreibt über die wahren Menschen der Vorzeit: „Sie konnten ins Wasser gehen, ohne benetzt zu werden; sie konnten durchs Feuer schreiten, ohne verbrannt zu werden".

In den Augen vieler moderner Menschen wird diese alte asiatische Lebenskunst Qi Gong gerne als Entspannungsmethode oder als Gesundheitstechnik missverstanden. Es ist zwar richtig, dass Übungen, die man später als Qi Gong bezeichnete, schon immer eine wichtige Säule der alten chinesischen

Ärzte waren, aber dabei wird gerne vergessen, dass es den Urvätern eigentlich um einen spirituellen Weg ging. Das Qi Gong war dabei eher eine Meditation in Bewegung und im stillen Sitzen und Ausdruck einer Lebenskunst. Dieser spirituelle Weg mündet als Ziel letztendlich in der Einswerdung mit dem Dao. Das Dao, manchmal auch Tao geschrieben, ist der geistige Urgrund, der allem Sein zugrunde liegt.

Für die normalen Chinesen war und ist der medizinische Aspekt natürlich wichtiger und auffälliger als alles andere. So kann schnell der Eindruck entstehen, Qi Gong sei eine Gesundheitstechnik.
In den Kampfkünsten hatte Qi Gong auch seinen Platz, meist als meditative Vorbereitung.

Manche machen Qi Gong, um zu entspannen.
Andere entspannen, um Qi Gong machen zu können.
Entspannung ist für Manche nur ein schöner Nebeneffekt, für Andere ist es das Wichtigste. Schon nach relativ kurzer Zeit stellt sich Entspannung ein und im Gefolge davon ein gelassenerer Umgang mit Stress.

Eine Warnung

Die Meditationen in diesem Buch wirken sehr entspannend. Trotzdem sollte man bedenken, dass es nicht einfach nur um harmlose Entspannungsübungen geht, sondern Sie bewegen „Qi" in Ihrem Körper. Das kann zu entsprechenden Reaktionen und Irritationen führen. Gefährliche Reaktionen sind nicht ernsthaft zu erwarten, solange Sie nicht an einer psychischen oder psychiatrischen Problematik leiden. In diesem Falle nehmen Sie bitte von diesen Übungen Abstand, solange nicht Ihr Arzt Ihnen ausdrücklich dazu rät. Für alle seelisch Gesunden gilt, dass diese Übungen harmlos sind, wenn Sie sich an folgende Regeln halten:

Brechen Sie die Übungen ab, wenn Sie sich dabei unwohl fühlen. Beispielsweise können Unruhezustände oder Beklemmungsgefühle auftreten, wenn Qi zu stark aktiviert wird. Oft treten auch Wärmegefühle auf, die meist als angenehm beschrieben werden. Sollten diese aber unangenehm werden, dann brechen Sie die Übung ab und machen ein anderes Mal weiter.

Erzwingen Sie nichts! Meditation ist eine erlaubende Geisteshaltung. Der Versuch, etwas erzwingen zu wollen, wird Sie nicht sehr weit bringen.

Übertreiben Sie es auch nicht mit der Übungsdauer. Ein mehrstündiger oder gar mehrtägiger Meditations-Marathon ist der ideale Nährboden für Irritationen und überschießende Reaktionen wie oben beschrieben. Von solchen Übertreibungen ist dringend abzuraten! Mäßig aber regelmäßig ist deutlich besser.

Täglich 30 Minuten sind schon viel und bringen mehr als 1-mal in der Woche 5 Stunden.

Die Übungen in diesem Buch sind nicht als „Therapie" zu verstehen. Sie sind eine ideale Ergänzung zu den Therapien ihres Arztes, Heilpraktikers oder Psychotherapeuten, aber sie ersetzen diese Therapien nicht. Bitte klären Sie mit Ihrem Arzt, Heilpraktiker oder Therapeuten ab, ob diese Übungen für Sie geeignet sind.

Wenn Sie unter unklaren Beschwerden leiden, dann lassen Sie sich bitte zuerst von Ihrem Arzt, Heilpraktiker oder Psychotherapeut untersuchen!

Diese Meditationen sind Anregungen. Für die Durchführung und für einen verantwortungsvollen Umgang sind Sie alleine verantwortlich!

Ein Beispiel

Den Einfluss eines guten Qi-Flusses auf die Gesundheit kann man normalerweise nicht wirklich sehen. Jemand übt über die Jahre fleißig stilles oder bewegtes Qi Gong und ist selten krank. Nun kann man nicht wirklich sagen, ob er ohne seine Übungen öfter oder schwerer krank wäre.

Um zu zeigen, dass Qi tatsächlich etwas bewirken kann, möchte ich beispielhaft von einer Erfahrung, die ich mit einem plötzlichen Qi-Schub machen konnte, sprechen.

Zu meinem früheren Beruf gehörte es, im Auftrag der Berufsgenossenschaften in Betriebe zu gehen und dort Schulungen zu halten.
So kam es, dass ich eines Tages den Auftrag erhielt, eine 2-tägige Schulung für ein Lehrerkollegium zu halten. Diese Schule war in einer anderen Stadt, nämlich in München, das etwa 300 Kilometer entfernt von mir zuhause ist. Ich hatte zwar ein Hotel gebucht, aber ich rechnete trotzdem mit einer langen und anstrengenden Fahrt.
Am Abend vorher bemerkte ich bei mir Anzeichen einer ernsten Erkältung. Ich fühlte mich nicht nur schlapp und krank, sondern ich bekam auch Schmerzen im Hals, besonders beim Schlucken. Eine Angina war im Anmarsch!
Zuerst war ich verärgert bei dem Gedanken, dass ich mich am nächsten Morgen würde krank melden müssen. Dann müsste der ganze Kurs ausfallen, denn

einen Ersatzmann kann man so schnell nicht auftreiben. Außerdem hätte ich doch auch gerne einen schönen Abend in einer schönen Stadt verbracht. Aber dann ließ ich diese Missstimmung los. Ich freundete mich mit dem Gedanken an, morgen früh den Kurs ausfallen lassen zu müssen. Ich war bereit, die Situation so zu akzeptieren, wie sie sich am nächsten Morgen nun zeigen würde. Allerdings nicht mit einem heimlichen Ärger im Hinterkopf, sondern wirklich aus ganzen Herzen!

Dann schlief ich ein. Nach ungefähr einer Stunde erwachte ich. Ich bemerkte ohne jede Emotion, dass ich mich in einem anderen Bewusstseinszustand befand. Ich fühlte, dass mein ganzer Körper mit einer warmen, strömenden und wohltuenden Energie ausgefüllt war. Gleichzeitig hatte ich auch das Gefühl, dass sich diese Energie ungefähr einen halben Meter über meine Körpergrenzen ausdehnte. Es war, als schwebte ich in einem warmen Meer aus Energie. Dabei war ich absolut ruhig, vollkommen wach und präsent. Ich hatte in diesem Moment keine Gedanken, keine Emotionen, kein Wollen, es war nur das reine Sein, das reine Gewahrsein dessen, was da gerade war!

Diese Erfahrung war unbeschreiblich, aber dennoch „nichts Besonderes", wie es im Zen-Buddhismus heißt.

Am nächsten Morgen erwachte ich und ich stellte fest, dass ich vollkommen gesund und fit war.

Ich setzte mich in mein Auto und ich fuhr 3 Stunden lang über die Autobahn. Dann hielt ich ein 8 Stunden langes Seminar und ich fühlte mich bis zum Abend frisch und fit. Am Abend aß ich eine Pizza und ich trank ein Bier. Wenn man schon mal in Bayern ist, so dachte ich mir, dann muss man natürlich auch ein bayerisches Bier trinken! Das war allerdings ein kleiner Fehler, denn am späten Abend fühlte ich mich doch wieder ein wenig schlapp und ein leichtes Krankheitsgefühl kroch in mich hinein. In der folgenden Nacht bemerkte ich nichts Besonderes. Am nächsten Morgen fühlte ich mich wieder gesund und fit. Ich hielt erneut ein 8 stündiges Seminar und ich fuhr anschließend wieder mit dem Auto 3 Stunden über die Autobahn. Zuhause angekommen fühlte ich mich leicht und beschwingt und ich verbrachte den Abend mit einem freudvollen, kribbelnden Gefühl.

Wesentlich für diese überraschende Wendung war nicht nur, dass ich sehr viel Praxis mit verschiedenen Formen von Energieübungen hatte, sondern auch die Tatsache, dass mein Geist **nicht** an einem bestimmten Ergebnis anhaftete, sondern dass ich das „gewünschte Ergebnis" losgelassen hatte.
Ich war bereit, **jede** Situation anzunehmen, die sich mir am nächsten Morgen stellen würde!

Diese Geisteshaltung wird im nächsten Kapitel näher beschrieben.

Die Geisteshaltung der Meditation

Meditation hat für den gesamten Menschen eine wohltuende und auch heilende Wirkung.

Allerdings gibt es eine ganze Reihe von verschiedenen Meditationen. Ich stelle ich Ihnen hier einige Übungen aus dem sogenannten „stillen Qi Gong" vor. Ergänzt wird das Buch durch Qi-Meditationen, die nicht aus dem Stillen Qi Gong stammen, die mit diesem aber verwandt sind. Außerdem zeige ich Ihnen noch eine Achtsamkeits- und eine Atemmeditation, die Sie hier als Vorübung oder als Ergänzung sehen können. Mit diesem Repertoire können Sie nicht nur den Geist sammeln, sondern auch den Fluss Ihrer Lebensenergie erhöhen.

Diese Meditationen bewirken eine ruhige Kraft. Sie können Sie, je nach Schwerpunkt, als beruhigende oder als vitalisierende Übungen benutzen.

Natürlich haben diese Meditationen auch einen günstigen Einfluss auf die Gesundheit.

Seit einiger Zeit führt die Wissenschaft Untersuchungen durch, die den positiven Effekt der Meditation belegen. Dabei erforscht man Achtsamkeits-Meditationen. Diese Achtsamkeits-Meditation wird auch als „Body-Scan" bezeichnet, der hier im Buch vorgestellt wird. Dabei kann man feststellen, dass sich die kognitiven Fähigkeiten verbessern und dass sich auch die emotionale und affektive Situation bereinigt.

Es gibt einige ältere Studien zum Autogenen Training, die zu sehr ähnlichen Ergebnissen kommen. Obwohl es gerne als „Entspannungsmethode" bezeichnet wird, hat es doch gewisse Ähnlichkeiten mit Meditation.

In meiner Ausbildung als Entspannungspädagoge habe ich mich ausführlich mit dem Autogenen Training beschäftigt. Daher kann ich sagen, dass man seine allgemeinen Wirkungen auch ohne Probleme auf andere Meditationsformen und auch auf das Stille Qi Gong übertragen kann.

Der Kern des Autogenen Trainings ist das „Herunterfahren" und das „Geschehen lassen, was von selbst geschieht". Darüber hinaus enthält es alles, was eine Meditation ausmacht. Entwickelt hatte es der deutsche Arzt J. H. Schultz in den 20er Jahren des letzten Jahrhunderts. Er hatte das meditative Element für den westlichen Geist der damaligen Zeit passend umgebaut. Es enthält ein paar Vorstufen, bei denen man noch aktiv seine Entspannung bewirkt und es ist vordergründig auf das Ziel Stressabbau reduziert. Damit kann der westliche Geist etwas anfangen und kommt auf diese Weise, ohne es zu merken, über die Atemübung in eine asiatische Meditation. Nach den Vorstufen wird nämlich der Atem absichtslos beobachtet, ohne ihn verändern zu wollen. Das ist genau das, was die asiatischen Meditationen im Wesentlichen ausmacht! So gesehen kann man das Autogene Training schon als Meditation einordnen.

Allen Arten der Meditation gemeinsam ist natürlich die positive Wirkung auf Stress. Ein Mensch, der regelmäßig meditiert, ist gegen Stress deutlich resistenter. Die Fähigkeit, mit Stress richtig umzugehen, wird gestärkt.

Eng damit verbunden ist das Thema der Affekte. Gemeint sind damit Gefühle und Emotionen, die übermäßig intensiv sind und die die klare Sicht auf die Dinge verhindern. Das können Wut und Zorn, aber auch Angst sein. Diese Affekte können natürlich im Zusammenhang mit Stress entstehen. Wer beispielsweise im Beruf zu viel Belastung oder zu wenig Wertschätzung erfährt, kann schnell in eine emotionale Schieflage geraten, die ihn daran hindert, klar und zielgerichtet zu handeln.

Stilles Qi Gong und alle Arten von Meditation führen dazu, dass Sie eher einen klaren Kopf behalten und dass Sie mehr Energie für wichtige Dinge zur Verfügung haben. Hinderliche Emotionen sind negative Energien, die erst überwunden werden müssen, um klar handeln und denken zu können. Diese bremsenden Kräfte fallen nun weg. Dadurch haben Sie deutlich mehr konstruktive Energie zur Verfügung.

Sie sind also den Anforderungen des Lebens besser gewachsen.

Kann man aber nun hinderliche Emotionen wie Wut, Zorn und Angst einfach reduzieren, ohne dabei die Ursachen zu beheben?

Und was passiert dabei mit unseren förderlichen Gefühlen wie Freude, Glück und Wohlgefühl?

Die Antwort ist so einfach wie schön: Durch die Übungen des stillen Qi Gong und aller Arten von Meditation passiert es letztendlich, dass hinderliche Emotionen schwächer und „gute" Emotionen dadurch stärker werden, weil man sie nun deutlicher wahrnehmen kann.

Das „Handbuch Autogenes Training" von Dr. Hoffmann schreibt dazu:

„Fallen diese Störungen [Affekte] weg, so tauchen eine Menge verfeinerter und vertiefter Gefühle auf, die vorher im Sturm der überschäumenden Affekte untergegangen waren. [...]
Das emotionale Erleben des Menschen wird dadurch gefördert, dass man (intensive) Emotionen verhindert."

Meditation führt also auf Dauer zu einer besseren Lebensqualität. Sie werden sich auf Dauer einfach wohler in Ihrer Haut fühlen.

Mit Meditationen kann der Mensch in eine so tiefe Ruhe eintauchen, die die Meisten gar nicht kennen. Das ist um Dimensionen anders als das Entspannen auf dem Sofa! Die meisten Menschen in unserer Kultur haben diese tiefe Ruhe nie kennen gelernt und wissen demnach gar nicht, wovon hier die Rede ist!

Allein durch das Herunterfahren Ihres Nervensystems können Sie Ihren Körper und Ihren Geist dabei unterstützen, sich selbst neu zu regulieren. Dabei erreichen Sie einen Zustand der Ruhe, der weit über das hinausgeht, was Sie beim Entspannen auf dem Sofa bisher erlebt haben.

Wie können wir Körper, Geist und Seele dazu bringen, sich neu zu ordnen?
Stellen Sie sich einen kleinen See vor, dessen Wasser rein und kristallklar ist. Nun haben ein paar Kühe diesen See durchquert und haben dabei eine Menge Schlamm aufgewirbelt. Der See ist nun trüb und schmutzig. Wie bekommen Sie dieses Wasser wieder klar? Der westlich geprägte Mensch würde vielleicht versuchen, diesen Schlamm abzuschöpfen. Oder er würde versuchen, eine Art Umwälzpumpe mit Filter zu bauen. Beides würde aber wieder erneut Schlamm aufwirbeln. Man könnte sich aber auch einfach ans Ufer setzen und warten. Der Schlamm wird sich ganz von alleine wieder setzen, ganz ohne Technik und ohne Tun. Einfach passiv sein und alles geschehen lassen, was von selbst geschieht. Dann wird der See von alleine wieder klar und wir brauchen nichts dafür zu tun.

In diesem Zusammenhang sei ein historisches Beispiel zur körperlichen Gesundheit hier besonders erwähnt: Der deutsche Nervenarzt Prof. Dr. Schultz litt die ersten 30 Jahre seines Lebens an schwerem Asthma. Plötzlich war dieses Asthma verschwunden. Wie hatte er das geschafft? Ganz einfach: Er erfand in den 20er Jahren des letzten Jahrhunderts das Autogene Training und wandte es bei sich selber an.
Natürlich musste Herr Schultz seine Methode täglich anwenden. Er musste sich jeden Tag auf sich selbst besinnen. Vielen modernen Menschen erscheint das als eine unlösbare Aufgabe.

Es gibt einige Erfolgversprechende Versuche und Studien über Asthma und Autogenes Training in der modernen Forschung.

Warum aber funktioniert das heute anscheinend nicht mehr so? In den 20er Jahren des letzten Jahrhunderts verlief der Alltag wesentlich ruhiger als heute. Heute werden Kinder mit 30 Fernsehprogrammen groß, zwischen denen sie ständig hin und her zappen. Damals gab es solche Ablenkungen nicht. Das Bewusstsein der Menschen war noch nicht darauf konditioniert, sich ständig gegen Unruhereize und gegen Manipulationsversuche abzuschirmen. Die Tür ins Unterbewußtsein, derer sich das Autogene Training bedient, wird ständig belagert von unterschwelligen Botschaften, denen wir durch Werbung und Spielfilme ausgesetzt sind. Die Werbung will bewusst unser Kaufverhalten beeinflussen, in den Spielfilmen wird uns ein bestimmtes Weltbild präsentiert und eingeflüstert. Streit, Aggression und Mord sind demnach scheinbar etwas vollkommen Banales und Alltägliches. Für das Betriebssystem in unserem Gehirn ist es vollkommen normal geworden, dass ständig jemand unser Denken und unser Fühlen als Konsument manipulieren will.

Das Betriebssystem unseres Gehirns hat es sich aber auch angewöhnt, diese Tür, durch die alle diese Botschaften kommen, nicht mehr so oft aufzumachen. So kommt es eben, dass auch wohlmeinende und positive Botschaften es heute schwerer haben als früher.

Oder anders ausgedrückt:

Der Geist des modernen Menschen wird so mit Überflüssigem beschäftigt, dass er das Wesentliche gar nicht mehr erkennen kann.

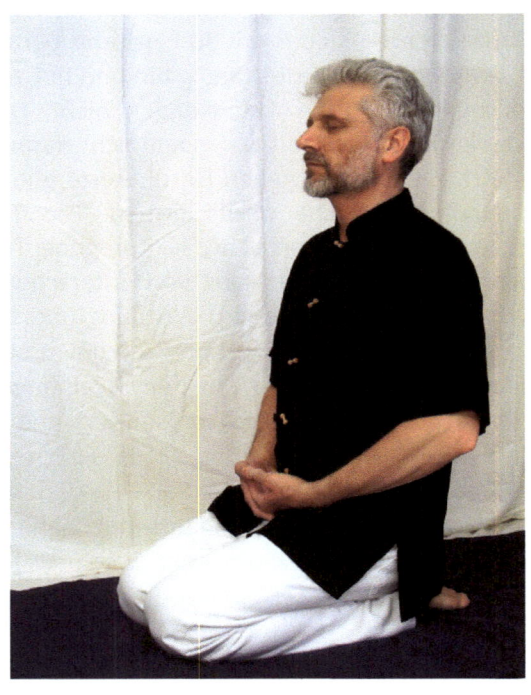

„Es gibt kein Glück,
das der Inneren Stille gleich käme!"
Simone Weil

Vom Sinn und Unsinn des Kämpfens

„Wahrhaft siegt, wer nicht kämpft!"

Dieser Ausspruch von Sun Tsu, einem chinesischen General des Königs Wu rund 500 Jahre vor Christi Geburt, klingt in unseren Ohren genau so poetisch wie geheimnisvoll.

Wir leben in einer kämpferischen Kultur. Politiker kämpfen gegen Arbeitslosigkeit, Ärzte kämpfen gegen eine Krankheit, die Feuerwehr kämpft gegen einen Brand.

Aber ist das Kämpfen wirklich so eine segensreiche Idee?

Gegen etwas zu kämpfen ist in manchen Situationen sicherlich sinnvoll, etwa wenn es brennt und die Feuerwehr den Brand löschen muss. Hier muss man tatsächlich gegen die Flammen kämpfen. Aber das sind eher die Ausnahmen.

Statt Symptome zu bekämpfen ist es sinnvoller, die Ursachen zu bearbeiten. Nach chinesischer Vorstellung ist bei Krankheit der Fluss der Lebensenergie „Qi" nicht in Balance. Dann gilt es, diesen auszugleichen und eventuell den Qi-Fluss zu stärken. Bewegtes und Stilles Qi Gong eignen sich dafür sehr gut.

Über Das Thema „Kämpfen" ist schon viel geschrieben worden, aber dieser kurze Abriss ist für die „richtige" Geisteshaltung im Qi Gong und in der Meditation förderlich.

Wie sieht denn nun der Weg des Nicht-Kämpfens aus?

Die meisten Menschen in unserer Kultur kennen nur die beiden Polaritäten "kämpfen" und "resignieren". Es wird allgemein geglaubt, dass es außer diesen beiden Extremen nichts Drittes mehr gäbe. Wenn man zwischen den beiden Polen eine Linie ziehen würde, dann wäre da in der Tat auch nichts.

Die dritte Möglichkeit ist nämlich auf einer anderen Ebene, die ich als „Höhere Ebene" bezeichnen möchte. Diese „Höhere Ebene" ist außerhalb der Polarität und das Wechselspiel zwischen Yin und Yang hat hier offensichtlich keine Gültigkeit.

Die Ebene der Polaritäten, hier *„kämpfen und resignieren"*, steht der *„Höheren Ebene"* gegenüber. Trotzdem gilt das Wechselspiel der Polaritäten, der Wechsel zwischen Yin und Yang, zwischen diesen beiden Ebenen offensichtlich nur eingeschränkt.

Beide Ebenen scheinen nicht in einem ausgeglichenen Wechselspiel stehen zu müssen. Der Mensch muss nicht beide Ebenen in Einklang bringen, sondern er hat die freie Wahl, in wie weit er die „Höhere Ebene" in sein Leben integrieren möchte. Die meisten Menschen stecken auf der Ebene der Polaritäten fest. Es ist vernünftig, aber nicht zwingend, in beiden Ebenen zuhause zu sein.

Die ersten Ausläufer dieser „Höheren Ebene" erreicht man, wenn man ganz in seiner Inneren Mitte angekommen ist. Der Geist ist dabei vollkommen klar und man sieht seine Situation ganz deutlich vor sich, aber man hat ein in sich ruhendes Gefühl dabei und steht über den Dingen. In diesem Bewusstseinszustand würde man ein Problem oder eine Krankheit achtsam akzeptieren, ohne es dabei als böse oder schlimm zu bewerten.

Bewertungen wie böse, schlimm oder angsterregend führen zu Verkrampfungen, die einen freien Fluss der Lebensenergie verhindern und somit die Lösung des Problems erschweren. Die Lösung von Problemen hat jedoch mit Loslassen zu tun, wie in dem Kapitel „Ein Beispiel" auf Seite 13 schon erwähnt.

Die gelassen-schwebende Achtsamkeit ermöglicht es dem System Mensch, seine Energien und Kräfte neu zu ordnen und zu stärken. Ideale Beigaben zu diesem Zustand der achtsamen Akzeptanz sind eine klar formulierte Absicht und eine klare, bildliche Vorstellung, wie der Zustand, den man erreichen möchte, sein soll.

Klarheit

Da die „klare Absicht" eine bewährte Strategie zur Lösung von Problemen ist, hier ein paar Zeilen dazu.

Zunächst müssen Sie feststellen, was genau Ihnen Kummer bereitet.

Dann müssen Sie eine klare Vorstellung davon entwickeln, was Sie stattdessen haben wollen.

Dann müssen Sie in diese Vorstellung Energie hineingeben, es also mit Energie aufladen.

Wenn Sie sich mit dieser Vorstellung gut fühlen, dann lassen Sie das Ganze los! Vertrauen Sie Ihrer Kraft und der Kraft des Universums!

Dieser Vorgang lässt sich gut mit dem Bild von Pfeil und Bogen vergleichen. Zuerst müssen Sie den Bogen spannen und dann erst können Sie ihn loslassen. Wenn Sie den Pfeil loslassen, ohne vorher Kraft hineingelegt zu haben, dann fällt er einfach nur zu Boden.

Das Energiesystem Mensch wird dann in sich selbst alle nötigen Weichen stellen, um die Energien entsprechend fließen zu lassen.

Diese Veränderungen passieren zunächst innerpsychisch. Es verändern sich zum Beispiel Wahrnehmungsmuster, die Bewertung von Menschen und Situationen wird wesentlicher und klarer.
Die Motivation, ein bestimmtes Ziel zu erreichen, wird stärker, so dass der Mensch riesige Energien freisetzen kann.
Das sind, bis dahin, Vorgänge, wie sie auch in der Schulpsychologie bekannt sind.
Natürlich haben die Vertreter der transpersonalen Weltsicht eine weiterführende Erklärung bereit, nämlich das Resonanz-Prinzip.
Die Energien, die in der Psyche freigesetzt werden, ziehen demnach Menschen und Ereignisse mit einer gleichgerichteten Energie an.

Vertrauen Sie einfach Ihrem Unterbewußtsein und dem Resonanzprinzip, die dafür sorgen, dass alles sich so entwickelt wie anvisiert.

Für einen Meister des klaren Denkens, Fühlens und Wollens würde es reichen, ein einziges Mal eine solche Kraft in den „Äther" zu schicken, um die gewünschte Wirkung zu erzielen. Für die meisten Menschen empfiehlt es sich, diesen Vorgang des Energieladens und Loslassens ein oder zweimal am Tag zu wiederholen.

Nehmen wir zum Beispiel an, jemand hat beruflich eine interessante Position angenommen. Der neue Job bringt nicht nur fachlich eine interessante Herausforderung mit sich, sondern er muss auch viel mehr Zeit als bisher investieren. Er wird oft spät nachts nach Hause kommen und er wird an vielen Wochenenden auf Meetings weit weg von zuhause sein. Das ganze hätte den Nachteil, dass er seine Frau, die er sehr liebt, kaum noch sehen kann. Ein wichtiger Teil seines Lebens könnte nicht mehr gelebt werden.

Nehmen wir an, unser „Jemand" würde nun nach einiger Zeit unter einem Gefühl von Leere und Unwohlsein leiden, das manchmal ohne erkennbare Ursache über ihn kommt.

Dann wäre es zuerst wichtig, in sich hineinzuhorchen und beispielsweise festzustellen, dass dieses Gefühl von Leere und Unwohlsein seinen Ursprung in diesem Konflikt Beruf gegen Privat hat.

Solche Ursachen aufzudecken ist nicht immer leicht und manchmal braucht man dazu die Hilfe eines erfahrenen Spezialisten.

Dann müsste unser „Jemand" eine klare und eindeutige Entscheidung treffen, was ihm wichtiger ist. Er müsste sich im extremsten Fall dafür entscheiden, entweder seine Frau der Karriere wegen oder seine Karriere seiner Frau wegen aufzugeben.

Das ist meistens eine schwere Entscheidung, denn beide Aspekte waren ihm ja bisher wichtig. Vielleicht findet er auch eine andere Partnerin, die seine arbeitsreiche Karriere mitträgt. Aber trotzdem muss er eine Grundsatzentscheidung treffen!

Seien Sie sich der Tatsache eingedenk: Die eierlegende Wollmilchsau gibt es nicht!

Von Burnout-Betroffenen hört man oft, dass sie, nachdem der Leidensdruck groß genug geworden war, eine klare und eindeutige Entscheidung getroffen haben. Sie haben Ihren Stress-Job aufgegeben und für sich eine Entscheidung getroffen, die ich etwas knallig mit dem Slogan „Lieber Hartz 4 als Herzinfarkt" umschreiben möchte.

Sie haben sich für eine neue Situation entschieden, bei der sie nicht mehr gegen ein Übel kämpfen müssen, sondern in der sie sich konstruktiv den guten Dingen zuwenden können.

Es gibt noch etwas anderes, was unser Energiesystem eine riesige Power verleiht: Wenn unsere Absicht ein Herzenswunsch ist!

Der amerikanische Arzt Dr. Bernie Siegel beschreibt in seinem Buch "Mit der Seele heilen" den Fall einer Frau namens Evy, die eine Spontanheilung erlebte. Sie war unheilbar erkrankt und die Ärzte machten ihr klar, dass sie bald sterben würde. Trotzdem überlebte sie ihre Diagnose.

Sie sagte: "Bevor ich starb, wollte ich unbedingt noch herausfinden, was es mit der bedingungslosen Liebe auf sich hat!"

Evy leugnete ihre Krankheit und ihre Sterblichkeit nicht, sie wollte auch nicht ihr Leben verlängern, sondern sie wollte die „Bedingungslose Liebe" erfahren. Förderlich wäre es beispielsweise auch zu sagen: "Ich möchte wieder gesund werden, weil ich meinen Kindern noch viel Liebe geben will!".

Dabei fällt mir die Geschichte „der Alchemist" von Paulo Coelho ein. Der Held der Geschichte wird von Beduinen gefangen genommen und zu Unrecht der Spionage beschuldigt. Der Beduinenführer ordnet für den nächsten Morgen seine Erschießung an. Er würde ihn aber frei lassen, wenn es ihm gelänge, heute Abend noch einen Sandsturm herbei zu zaubern. Der Held wendet sich in tiefer Meditation und Versenkung nun an immer höhere geistige Instanzen. Diese fragen ihn gelangweilt und desinteressiert, warum er denn einen Sandsturm haben wolle? Er sagt, er brauche diesen Sandsturm, weil doch seine große Liebe auf ihn warte und weil er diese Frau doch unbedingt wiedersehen wolle! Dieses Argument überzeugt die hohen Himmelskräfte und er bekommt seinen Sandsturm.

Der Alchemist und Evy haben gemeinsam, dass sie einen Grund für ihre Lebensverlängerung hatten, der mit hoher, reiner Liebe zu tun hatte. Hätte der Alchemist um einen Sandsturm gebeten, weil er doch sein Leben retten wollte, so hätte er ihn vermutlich nicht bekommen. So war beim Alchemist und bei Evy das Leben erhalten „nur" ein Nebeneffekt für das höchste Ziel der Menschheitsentwicklung.

Auf den Punkt gebracht kann man als „Zauberformel" sagen:

„Ich erhebe mich zu einer höheren Form des Menschseins!"

Wenn all diese Zutaten zusammen sind, ist es förderlich, diesen Wunsch, diese klar formulierte Absicht, loszulassen.

Wenn man diese Absicht dann los lässt, dann übergibt man sie, je nach Weltanschauung, entweder dem Unterbewußtsein oder dem denkenden und liebenden Universum.

In beiden Fällen vertraut man darauf, dass das Unterbewußtsein oder das Universum von sich aus das Richtige in die Wege leiten wird.

Da unser bewusstes Ich von allen Beteiligten den kleinsten Überblick über die Zusammenhänge hat, ist es ratsam, unser „Ich" aus dem ganzen Prozess so weit wie möglich herauszuhalten.

Die „Vertrauensvolle Erwartung" in die richtige Entwicklung ist ein unverkrampfter, gelöster Zustand, in dem die Lebensenergie und die liebende Intelligenz des Universums frei wirken können. Wer an einem Ergebnis klebt, verkrampft sich und blockiert somit diese Wirkkräfte.

Im Daoismus nennt man diese Haltung „Wu Wei", was übersetzt eigentlich so viel wie „leeres Tun" oder

„Nicht-Tun" bedeutet. Meist wird es als „Handeln, ohne zu tun" gedeutet. Dieses „Nicht-Tun" hat auch die Bedeutung von „Nicht-Erzwingen".

„Wu Wei" ist eine sehr hohe Form der Heilung und Problemlösung. Ungefähr auf gleicher Ebene sind die Gesundungskräfte Freude und bedingungslose Liebe, wenn sie denn wirklich echt sind und wenn sie frei von negativen Energien sind. Eine Ebene darunter kommt dann erst der Kampfgeist.

Man sollte jedoch den Gedanken, eine Krankheit oder ein Leiden bekämpfen zu wollen, nicht verteufeln. Die meisten Menschen in unserer Kultur kennen ja nur die beiden Polaritäten "kämpfen" und "resignieren". Die dritte Möglichkeit, die ja auf einer anderen Ebene liegt, ist den meisten Menschen vollkommen unbekannt. Stellen Sie sich nun vor, Jemand erhält von seinem Arzt die Diagnose, dass er nur noch ein Jahr zu leben und dass er viele qualvolle Therapien vor sich hätte. Er erfährt, dass man in den letzten Monaten "durchaus palliativ was machen könne" wie z.B. ein künstlicher Darmausgang, eine Ernährungssonde oder wöchentliche Bauchwasserpunktionen. Stellen Sie sich ferner vor, man würde diesem Menschen sagen, er dürfe nicht kämpfen, ja nicht einmal kämpfen wollen, stattdessen solle er einen Gemütszustand erreichen, den er bisher nicht einmal ansatzweise kannte! Unter diesen Bedingungen wäre eine solche Ausrichtung wahrscheinlich nicht sehr förderlich. Dieser Mensch kämpft um sein Leben und gegen die Zeit, die für ihn plötzlich unendlich kostbar geworden

ist. Er soll in wenigen Monaten etwas „erreichen",
was andere in ihrem ganzen Leben nicht „schaffen".

Es erscheint eher sinnvoller, den Gedanken des
"Kämpfens" achtsam zu akzeptieren, denn er schenkt
dem Kranken möglicherweise Mut, Vertrauen und
Zuversicht und starke heilende Kräfte. Möglicherweise gerät er nach dem Kämpfen in einen Zustand
entspannter Ruhe, der dem des Wu Wei vielleicht
sogar recht nahe kommt. Vielleicht ist es ja nicht das
Kämpfen, sondern diese Phase der Entspannung, die
die Heilkräfte mobilisiert, die aber ohne das Kämpfen
nicht zustande gekommen wäre.

Von daher kann der Wunsch, kämpfen zu wollen,
tatsächlich eine heilende Wirkung haben.

Akzeptieren löst Probleme auf

Vor dem Lösen von Problemen, seien sie nun ge-
sundheitlicher oder beruflicher Art, steht die Akzeptanz. Es klingt paradox, aber je mehr wir gegen etwas
ankämpfen, desto hartnäckiger hält sich das Problem.
Je mehr wir etwas akzeptieren, desto leichter können
wir es auflösen. Das heißt nicht, dass wir etwas gut-
heißen sollen. Stattdessen sollten wir jede Bewertung
unseres Problems aufgeben. Es ist nicht gut, es ist
nicht schlecht, aber wir können aus vollem Herzen
„Ja" zu der Situation sagen. Wenn dieses „Ja" aus
einem tiefen, inneren Frieden entspringt, dann ist es
richtig. Alles andere wäre aufgesetzt.

Für diese geistige Haltung passt folgendes Bild sehr
schön:

Die Dinge dieser Welt sind wie Wolken: Ich kann sie klar und deutlich am Himmel sehen, aber sie ziehen an mir vorüber und sie berühren mich nicht!

Denken Sie dabei aber unbedingt an den Ausgleich, denn diese „Losgelöst-Sein" braucht einen Gegenpol, die Erdung! Wenn Sie einen Teil Ihrer Energie in eine gute Erdung stecken und regelmäßig freudvoll am Spiel des Lebens teilnehmen, schaffen Sie eine gesunde Mischung aus dem weltlichen Leben und dem geistigen Leben. Eine ungesunde Einseitigkeit kann dazu führen, dass Sie sich von Ihren Gefühlen und Empfindungen abspalten.

Gute Möglichkeiten zur Erdung können beispielsweise sein: Gartenarbeit, Holzhacken, Sport, Kampfsport, Qi Gong und Tai Chi zur Stärkung des Unteren Dantian oder eine praktische Tätigkeit mit anderen Menschen, bei der es nicht um geistige Themen geht.

Wie „erlangt" man nun diesen Zustand?

Die eine Möglichkeit ist, dass Sie die Übungen und Meditationen aus diesem Buch machen, ohne dabei an einem bestimmten Ergebnis zu haften. Machen Sie Stilles Qi Gong um seiner selbst willen, mit einer gewissen Leichtigkeit als Ausdruck einer Lebenskunst.

Diese Dinge sind nicht so sehr ein „Werkzeug", sondern eher ein spielerischer Ausdruck einer „höheren" Seinsform.

Die andere Möglichkeit ist die, dass Sie diesen Zustand als klares Ziel vor Augen haben und sich vorstellen, wie „es" wäre, wenn Sie diesen Zustand schon „erreicht" hätten. Dann lassen Sie dieses Ziel los, damit es in Ihrem Energiesystem wirken kann.

***Der Weg der klaren Absicht ist eine Kunst,
aber der Weg der Absichtslosigkeit ist die höchste Form der Kunst!***

Mein Tipp: seien Sie bescheiden und fangen Sie mit der einfacheren Kunst an!

Atem-Meditation

Die Atemmeditation gehört eigentlich nicht zum Stillen Qigong. Ich habe sie trotzdem in dieses Buch mit aufgenommen, weil sie so wichtig ist.

Der Atem ist der weltweit am häufigsten verwendete Zugang zu unserem Nervensystem. Unser Gemütszustand und unsere Atmung hängen sehr eng zusammen und beeinflussen sich gegenseitig. Dem Ruhenerv, dem Parasympathikus, entspricht eine ruhige und tiefe Bauchatmung. Einerseits atmen wir unbewusst so, wenn wir in einem tiefen Ruhezustand sind; andererseits kann eine bewusst herbeigeführte tiefe Bauchatmung den Ruhenerv, den Parasympathikus, anregen. Dem Kampf- und Fluchtnerv, dem Sympathikus, entspricht eher eine Brustkorbatmung, die im Extremfall kurzatmig und stockend ist.

Das bewusste Verändern des Atems hat Vorteile und allerdings auch Nachteile. Unwohlsein und Beklemmungsgefühle können sich einstellen, weil durch diesen Atemtyp auch seelische Verpanzerungen aufgelockert werden. Immer, wenn seelische Prozesse ausgelöst werden kann es den Menschen auch einfach überfordern. Denn die negativen Energien, die in der Verpanzerung gespeichert sind, müssen wohldosiert an das Energiesystem abgegeben werden.

Ich hatte auch mehrfach mit Menschen zu tun, die eine tiefe Bauchatmung nicht machen wollten, weil sie starkes Unwohlsein hervorrief oder weil sie einfach seelische Widerstände dagegen entwickelten. Meine Beobachtung war, dass diese Menschen oft komplizierte Persönlichkeiten waren. Vermutlich hatten sich ungute Kindheitserfahrungen im Energie- und Nervensystem eingepanzert und den Menschen in einen ständigen Stress-Modus versetzt. Einen dauerhaften Stresszustand bemerken wir nicht. So wie wir unseren eigenen Geruch nach Rauch oder nach Parfum nicht wahrnehmen, weil er dauerhaft ist, so blendet unser Gehirn dauerhaften Stress genauso sicher aus. Wir nehmen diesen Zustand nicht wahr, aber unsere Mitmenschen. An denen lassen wir dann unseren ungesunden Geisteszustand gerne aus. Unsere unguten Kindheitserfahrungen schaffen auf diese Weise den Nährboden für weitere ungute Erfahrungen. Denn wenn wir unangenehme Zeitgenossen sind, die gerne meckern und schnell ungnädig werden, dann ziehen wir in unserem Umfeld keine liebevollen, gütigen und wohlmeinenden Mitmenschen an. Unser soziales Umfeld besteht dann hauptsächlich aus Menschen, die so wie wir sind und so ist Streit vorprogrammiert.

Durch Atemmeditation kann dieser Prozess geändert werden. Wenn ein ruhiger Geist und ein ruhiger Atem sich gegenseitig verstärken, dann ändert sich auch nachhaltig unser Gemüts- und Geisteszustand. Alte, negative Energien werden aus ihrer Verpanzerung gelöst. Manche davon lösen sich still und unauffällig auf. Andere verursachen Unwohlsein und Irritationen, wenn sie aus ihrem Versteck gelangen.
Aber auch für die körperliche Gesundheit hat die tiefe und ruhige Bauchatmung ihre Vorteile. Ruhe und Entspannung sind die Voraussetzungen dafür, dass unser Immunsystem gut und reibungslos funktionie-

ren kann. Unser Körper wird dadurch wesentlich resistenter gegen Keime und Viren.

Eine tiefe Bauchatmung bewirkt auch eine Entgiftung der Bauchorgane. Die Bewegungen des Zwerchfells und der Bauchdecke bewirken eine sanfte Massage der Organe und des Bindegewebes im Bauchraum. Durch diesen Sanften Druck werden Stoffwechselprodukte, giftige Substanzen und überschüssige Säuren in Bewegung gebracht und ausgeschieden. Diese Ausscheidung geschieht über die Blutbahn und auch über das Lymphsystem. Der Lymphfluss wird unterstützt durch die Druckveränderungen bei der Atmung und auch durch die Druckveränderungen im Bauchraum. Letztere entstehen durch eine tiefe Bauchatmung.

Auch die sogenannten Blutgase werden durch eine tiefe und ruhige Atmung positiv verändert. In geringem Umfang nehmen wir auch mehr Sauerstoff auf. Das Wesentliche aber ist die vermehrte Abatmung von Kohlendioxyd. Unsere giftigen und sauren Abgase können vermehrt ausgeschieden werden.

In der Naturheilkunde geht man davon aus, dass der Körper ein Zuviel an sauren Stoffen gerne ablagert, und zwar im Zellzwischenraum, der zum Bindegewebe gehört. Dort richtet er auf lange Sicht Schaden an. Viele schlimme und unheilbare Krankheiten wie z.B. der rheumatische Formenkreis und viele Krebserkrankungen haben ihren Entstehungsort im Bindegewebe. Die Schulmedizin sieht hier keinen Zusammenhang.

Alles in allem ist eine ruhige und tiefe Bauchatmung gut für unsere Gesundheit und für unser Wohlbefinden.

Wer täglich größere oder mehrere kleinere Atemmeditationen macht und dabei zusammengerechnet auf ungefähr 20 bis 30 Minuten zusammen bringt, der kann davon ausgehen, dass sich eine grundlegende Veränderung seines Lebens und seines Wohlbefindens innerhalb von einem Jahr einstellt.

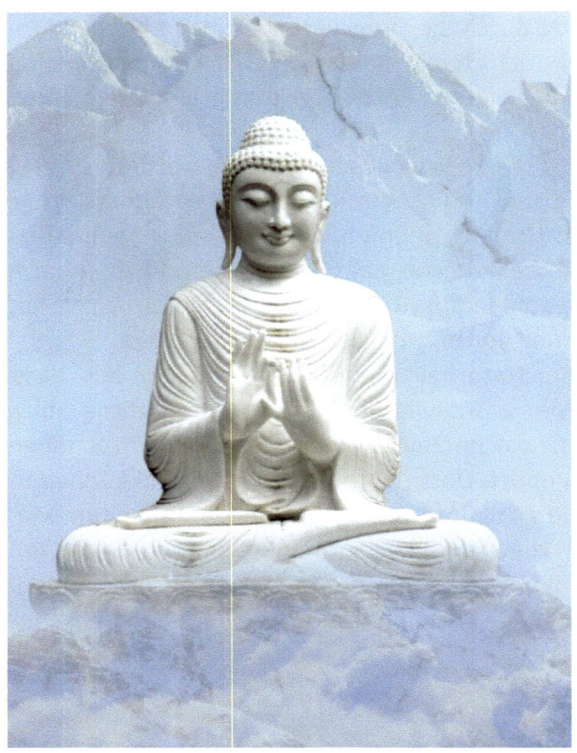

So geht die Atem-Meditation

Es wird allgemein empfohlen, den Atem nicht bewusst zu verändern. Der Atem wird stattdessen einfach nur beobachtet, ohne dabei eine besondere Erwartung zu haben. Wir überlassen es unserem Körper, wie er atmen möchte. Der Körper atmet so ruhig und so tief, wie es im Moment richtig ist. Eine Brustatmung ist genau so richtig wie eine Bauchatmung. Die Entscheidung dazu fällt einzig und allein unser Körper.

Wenn wir unseren Atem beobachten, wird er automatisch ruhiger und tiefer.

Man nimmt seinen Atem bewusst wahr, indem man seinen Fokus beispielsweise auf die Bewegungen der Bauchdecke richtet oder auf das Strömen der Luft in der Nase.

Die Aufmerksamkeit schweift irgendwann ab. Gedanken oder Emotionen tauchen auf und nehmen uns kurz gefangen. Wenn wir uns dessen bewusst werden, dann registrieren wir mit einem stillen und ruhigen Geist, dass Gedanken oder Emotionen da sind. Und genauso nehmen wir auch wahr, wie sie wieder weiterziehen wie Wolken am Himmel. Wir identifizieren uns nicht mit unseren Gedanken und Emotionen. Wir sind wie ein Berg: Wolken ziehen auf und sie ziehen vorüber. Aber sie berühren uns nicht.

Es werden Phasen der Gedankenstille auftauchen. Der normale Geist bemerkt diese Phasen nicht, da wir unser Bewusstsein zunächst nur über Gedanken und Gefühle wahrnehmen. Diese fallen nun weg und wir bemerken unsere Gedankenstille nicht. Außerdem ist ja schon der Gedanke, in der Gedankenstille zu sein, selbst schon ein Gedanke. Wenn wir die Gedankenstille ein wenig kultiviert haben, dann können auf diesem Boden andere Seinserfahrungen Fuß fassen. Tiefer Innerer Friede, Glückseligkeit und transpersonale Erfahrungen können sich in der Geistesstille manifestieren.

Eine beispielhafte Anleitung:

Jetzt achtest du nur noch auf deinen Atem

- *wie du einatmest*
- *und wie du ausatmest*
- *ein   und aus*
- *ein   und aus.*

In deinem ganz eigenen Rhythmus
- *ein   und aus*
- *ein   und aus.*

Vielleicht nimmst du jetzt wahr,
Wie dein Brustkorb oder dein Bauch

sich im Atemrhythmus

- *hebt und senkt*
- *hebt und senkt*
- *sich füllt und leert.*

Zusätzliche Affirmationen:

Zu der o.g. Anleitung kann man noch mit Affirmationen ergänzen.

Beispiel:
Und bei jedem Ausatmen sinkst du ein wenig tiefer und tiefer in diesen wunderbaren Ruhezustand.

Einfach nur bei jedem Ausatmen noch ein wenig tiefer in diese wunderbare Ruhe hineinsinken.

Oder

Ich atme Ruhe

Oder

Mein Atem geht ganz ruhig

Dauer der Atem-Meditation:
5 bis 30 Minuten und nicht mehr als 2-mal am Tag.

Der Body-Scan

Auch beim Body-Scan handelt es sich um eine Meditation, die eigentlich gar nicht zum stillen Qi Gong gehört. Diese Achtsamkeits-Meditation ist ein eigener Weg für sich. Hier in diesem Buch möchte ich ihn als „vorbereitende Methode" vorstellen.

Der Body-Scan wurde in einer sehr ähnlichen Form direkt von Buddha empfohlen. Seine wesentliche Unterweisung war zwar, die Achtsamkeit auf den Atem zu lenken, in den 16 Übungen des bewussten Atmens sind zwei direkt mit dem Körper verbunden. Die dortige Übung Nr. 3 lautet:

"Ich atme ein und nehme meinen ganzen Körper bewusst wahr. Ich atme aus und nehme meinen ganzen Körper bewusst wahr. "

Diese Übung ist schnell und einfach beschrieben, die Praxis gestaltet sich jedoch zunächst relativ schwierig. Für den modernen Großstadtmenschen, der ständig mit Reizen überflutet wird, erscheint der Versuch, seinen ganzen Körper bewusst wahrzunehmen, zunächst wie ein unlösbares Problem.

Das Verhältnis des Menschen zu seinem Körper war schon immer problematisch. In früheren Zeiten schämte man sich seines Körpers, weil er sexuelles Verlangen produziert, das eben nicht in die herrschende Morallehre passen wollte. Heute haben viele Menschen ein anderes Körper-Problem. Es gilt als schick, einen gut aussehenden Körper zu haben, was bei den meisten Menschen aber nicht der Fall ist.

Heute wie damals haben viele Menschen ein mehr oder weniger großes Problem mit ihrem Körper.

Das wiederum geht Hand in Hand mit manchen Erkrankungen und mit ungesunden geistigen Einstellungen.

Körperbezogene Achtsamkeitsübungen werden mit Erfolg bei manchen körperlichen und seelischen Beschwerden eingesetzt. Dabei zeigt sich mehr oder weniger deutlich ein direkter Zusammenhang zwischen dem Vorhandensein seelischer Störungen und belastenden Konflikten einerseits und andererseits der Unfähigkeit, in seinen Körper hineinspüren zu können. Die therapeutische Aufgabe für diese Menschen scheint es zu sein, ganz und voll bewusst in Ihrem Körper anzukommen. Das provoziert oft Widerstände, weil es doch gerade dieser Körper und die vermeintlich böse Welt ist, vor der man flüchten möchte. Deshalb neigen manche dazu, in ihrem Denken und Fühlen eine Trennung zwischen Ihrem "Ich" und dem Körper zu erzeugen. Diese Trennung kann eine gesunde oder eine ungesunde Form annehmen. In dem Weltbild eines Materialisten gibt es diese Trennung nicht. Für den Materialisten sind Geist und Bewusstsein eine Funktion des Körpers, das Gehirn ist demnach die Ursache für Bewusstsein. In diesem Weltbild wäre es besser zu sagen:" Ich bin ein Körper" anstatt "Ich habe einen Körper".

Im spirituellen Weltbild ist das genau anders herum. Da ist zuerst das Bewusstsein, das sich nach seiner Matrix, nach seinem Bilde, einen Körper erschafft. Es sorgt dafür, dass sich die passenden Gene in den passenden Lebensumständen zusammenfinden, damit ein Körper entsteht, der zur Matrix des Bewusstseins passt. In diesem Weltbild ist der Spruch "Ich habe einen Körper" natürlich stimmiger. Diese Distanz zwischen Bewusstsein und Körper nimmt jedoch oft eine ungesunde Ausprägung an. Das gilt besonders dann, wenn der Körper, die Sexualität oder das Leben in dieser materiellen Welt allgemein abgelehnt oder als konfliktbeladen erlebt werden. Gerade spirituell orientierte Menschen neigen manchmal zu einer Art Flucht vor der Welt, indem sie sich den höheren Seinsformen und Energien widmen. Natürlich ist es eine alte spirituelle Bestrebung, diese Welt zu überwinden. Das gelingt aber nicht, indem man sie verleugnet. Man kann diese Welt nur überwinden, indem man sie in seinem Bewusstsein erlöst. Das bedeutet, die Welt mit allen ihren negativen Seiten einfach so zu nehmen, wie sie eben ist. Wenn man die Welt und seinen Körper ganz so annimmt, wie sie eben sind und alle Widerstände dagegen aufgibt, dann passiert es oft, dass man mit diesen Problemen auch leichter umgehen kann.

Stress und Burnout
Beide sind ja die großen Probleme in der heutigen Gesellschaft, nicht nur in der Arbeitswelt. Ein fehlendes Körperbewusstsein, das einen die Botschaften des Körpers nicht hören lässt, ist ein Nährboden für diese Probleme.

Durch ein gutes Gespür für den Körper lässt sich seelische Überlastungen verhindern.

Seelische Belastungen machen sich immer bemerkbar. Sie senden feine Signale, die in der Hektik des modernen Lebens oft untergehen oder als nicht wichtig eingestuft werden. Wenn wir zu lange alle Warnzeichen ignoriert haben, dann ziehen der Körper und das Energiesystem die Notbremse: es kommt zum Zusammenbruch.

Im Bodyscan übt man seinen Geist darin, sich auf feine Wahrnehmungen zu fokussieren. Diese Achtsamkeit richtet sich zwar zunächst nur auf den Körper, aber dort machen sich seelische Störungen ja sehr schnell bemerkbar. Eine verfeinerte Wahrnehmung registriert natürlich auch die feinen Signale auf der seelischen Ebene.

Der Fachautor Dr. Thomas Bergner schreibt dazu in seinem Buch „Burnout-Prävention":

„Burnout kann nur entstehen, wenn man sich selbst nicht genügend wahrnimmt. Es gibt immer rechtzeitig Warnzeichen, deren Befolgung Burn-out verhindern würde."

Das erspüren des Körpers bringt noch weitere Dinge mit sich: Eine tiefe Ruhe, die manchmal von einem seligen Glücksgefühl begleitet wird.
Aus der tiefen Ruhe heraus können wir unsere Probleme und unser Leben aus einer anderen Perspektive heraus betrachten. Daraus ergeben sich oft neue Lösungsansätze. Die tiefe Ruhe ist aber auch eine

Quelle der Kraft, aus der heraus wir notwendige Änderungen leichter einleiten können.

Der Body-Scan wirkt aber auch auf der körperlichen Ebene. Wenn man seinen Körper mit all seinen sogenannten Fehlern, Unschönheiten und Krankheiten annehmen kann, wenn man sich ganz in ihm zuhause fühlen kann, dann schafft man die besten Voraussetzungen, damit die Gesundungskräfte so wirken können, wie die Natur das ursprünglich vorgesehen hat.

Manchmal beschleicht mich die Idee, dass Krankheit und Schmerz vielleicht nur verzweifelte Versuche des Körpers sind, die Aufmerksamkeit und Achtsamkeit des Bewusstseins, das in ihm wohnt, auf sich zu lenken. Ein gestörtes Verhältnis zu seinem Körper ist vielleicht einer der häufigsten Ursachen für Krankheiten aller Art. Wenn man heute nicht ein wenig Zeit für liebevolle Aufmerksamkeit auf seinen gesunden Körper aufbringen will, dann wird man später sehr viel mehr Zeit für schmerzhafte und angstbesetzte Aufmerksamkeit für seinen kranken Körper aufbringen müssen.
Vielleicht haben wir einfach nur die Wahl, uns jetzt ein wenig Zeit zum wohl fühlen zu nehmen oder uns später viel Zeit zum unwohl fühlen nehmen zu müssen?

Wie funktioniert der Body-Scan?

Beim Body-Scan richten Sie nacheinander Ihre Aufmerksamkeit auf einzelne Teile Ihres Körpers, zum Beispiel erst einige Minuten auf die Füße, dann auf die Beine, Hände und Arme. Dabei lassen Sie vollkommen offen, was Sie dabei spüren. Beim Body-Scan hegt man keine besondere Erwartung. Vielmehr überlässt man es dem Körper, die Empfindungen zu produzieren, die er im Moment gerade für richtig hält.

Als Ergänzung können Sie am Schluss die Atem-Achtsamkeit noch hinzufügen. Das Herzstück jeder asiatischen Meditation ist es, einfach nur auf den Atem zu achten wie er kommt und wie er wieder geht in seinem ganz eigenen Rhythmus.

Der Body-Scan hat den großen Vorteil, dass man ihn auch als Teil-Übung machen kann. Wenn Sie zum Beispiel im Supermarkt an der Kasse anstehen, dann können Sie, wie gewohnt, Ihre Gedanken nutzlos zerstreuen. Vielleicht ärgern Sie sich auch darüber, dass Sie mal wieder in der falschen Schlange stehen und alles so lange dauert.

Sie könnten die Wartezeit aber auch sinnvoll nutzen und eine kleine Achtsamkeitsübung machen. Sie achten beispielsweise einfach nur auf ihren Atem, wie er kommt und wie er geht. Sie können aber auch ihre Achtsamkeit auf Ihre Füße richten, wie sie den Boden berühren.

Wenn Sie in der Straßenbahn sitzen, dann können Sie Ihre Achtsamkeit auf Ihren Körper richten, wie er den Sitz berührt. Spüren Sie dann einfach in sich hinein, spüren Sie die Empfindungen, die Ihr Körper durch die Berührung mit dem Sitz produziert. Vielleicht spüren Sie auch, dass Ihr Körper an den Berührungsstellen plötzlich zu zerfließen scheint? Vielleicht haben Sie dabei das Gefühl, als würden Sie mit der Unterlage verschmelzen? Das ist ein gutes Zeichen, denn diese Empfindungen entstehen, wenn sich die Muskulatur entspannt. Ein entspannter Körper scheint eben mit der Unterlage zu verschmelzen.

Wenn Sie an einer roten Ampel stehen, dann richten Sie doch Ihre Achtsamkeit einfach auf den Atem, wie er kommt und geht in seinem ganz eigenen Rhythmus.

Bei den fernöstlichen Lehren heißt es, man solle den Alltag zu einer Meditation machen. Ich glaube, dass das hier diesem Anspruch sehr nahe kommt.

Amerikanische Psychotherapeuten, die mit diesem Bodyscan arbeiten, haben für diese Kurz-Meditationen im Alltag einen eigenen Namen kreiert: Sie haben sie "rapid meditation" genannt. Deutschsprachige Therapeuten reden vom "Atem-Raum", wenn man im Alltag immer wieder mal für 2 Minuten seine Achtsamkeit auf den Atem lenkt.

Der Autor Eckhart Tolle empfiehlt sehr ähnliche Übungen. Seiner Meinung nach erfährt man eine tiefe Transformation, wenn man 1 Jahr lang jeden Tag immer wieder mal für kurze Zeit, vielleicht nur für 1 oder 2 Minuten, seine Achtsamkeit auf den Atem oder den Körper lenkt. Mit ein wenig Übung summiert sich das schnell zu 15 bis 30 Minuten pro Tag.

In älteren Meditationsanleitungen heißt es meistens, man solle 1 oder 2 mal täglich mindestens 20 oder 30 Minuten lang meditieren. Mönche und Rentner haben sicherlich keine Schwierigkeiten, ihren Tagesablauf so einzurichten. Aber stellen Sie sich mal den Bewohner einer modernen Millionenmetropole wie New York oder Tokio vor, der 2 Jobs am Tag machen muss, um finanziell zu überleben. Ein solcher Mensch ist 12 oder mehr Stunden am Tag mit Broterwerb beschäftigt, den Rest der Zeit verbringt er mit Essen und Schlafen. Für Menschen mit diesem unmenschlichen Alltag sind „rapid meditation" und „Atemraum" ideale Alternativen.

Aus den mehrwöchigen Schulungsprogrammen, die sich auf den Body-Scan stützen, kann man die Erfahrung machen, dass die Teilnehmer diese Übungen ganz von alleine machen wollen, wenn sie die ersten 2 - 3 Wochen mit ein wenig Disziplin hinter sich gebracht haben.

Wenn Sie ihrem Leben eine neue Wendung geben möchten, dann ist alles, was Sie tun müssen, dies: 2 oder 3 Wochen lang täglich den inneren Schweinehund überlisten, danach geht das alles fast wie von alleine.

Das gilt natürlich ohne Abstriche auch für die anderen Übungen, die in diesem Buch beschrieben sind.

Hier eine beispielhafte Anleitung:

Setze oder lege dich bequem hin- wenn du möchtest, dann schließe jetzt deine Augen - ziehe deine Aufmerksamkeit auf deinen Körper zurück.

Richte Deine Aufmerksamkeit nun auf deine Füße,
Einfach nur auf deine Füße achten...
Einfach nur auf deine Füße achten...

Dann gehe weiter mit deiner Aufmerksamkeit zu deinen Waden,
einfach nur auf deine Waden achten...
einfach nur auf deine Waden achten...

Dann gehe weiter mit deiner Aufmerksamkeit zu deinen Schienbeinen,
einfach nur auf deine Schienbeine achten...
einfach nur auf deine Schienbeine achten...

Dann gehe weiter mit deiner Aufmerksamkeit zu deinen Knien,
einfach nur auf deine Knie achten...
einfach nur auf deine Knie achten...

Dann gehe weiter mit deiner Aufmerksamkeit zu deinen Oberschenkeln,
einfach nur auf deine Oberschenkel achten...
einfach nur auf deine Oberschenkel achten...

Dann gehe weiter mit deiner Aufmerksamkeit zu deinem Bauch,
einfach nur auf deinen Bauch achten...
einfach nur auf deinen Bauch achten...

Dann gehe weiter mit deiner Aufmerksamkeit zu deiner Lunge,
einfach nur auf deine Lunge achten...
einfach nur auf deine Lunge achten…

Dann gehe weiter mit deiner Aufmerksamkeit zu deinen Händen,
einfach nur auf deine Hände achten...
einfach nur auf deine Hände achten...

Dann gehe weiter mit deiner Aufmerksamkeit zu deinen Unterarmen,
einfach nur auf deine Unterarme achten...
einfach nur auf deine Unterarme achten...

Dann gehe weiter mit deiner Aufmerksamkeit zu deinen Oberarmen,
einfach nur auf deine Oberarme achten...
einfach nur auf deine Oberarme achten...

Dann gehe weiter mit deiner Aufmerksamkeit zu deinem Hals,
einfach nur auf deinen Hals achten...
einfach nur auf deinen Hals achten...

Dann gehe weiter mit deiner Aufmerksamkeit zu deinem Gesicht,
einfach nur auf dein Gesicht achten...
einfach nur auf dein Gesicht achten...

Dann gehe weiter mit deiner Aufmerksamkeit zu deinem Kopf,
einfach nur auf deinen Kopf achten...
einfach nur auf deinen Kopf achten...

Diese Übung können Sie erweitern auf die Körperteile, die hier nicht genannt wurden wie z.B. das Gesäß, die Schultern, die Ellenbogen oder innere Organe. Am Kopf kann man Nase, Mund, Ohren, Augen, Stirn und/oder Scheitel noch einbeziehen.

Wenn Sie mit Ihrem Köper durch sind, dann...

...dann gehe weiter mit deiner Aufmerksamkeit zu deinem Atem,
einfach nur auf deinen Atem achten...
einfach nur auf deinen Atem achten...

Natürlich können Sie bei jeder Station so lange verweilen, wie sie wollen.
Es gibt ein spezielles Training, bei denen man aufgefordert wird, jeden Tag 45 Minuten diese Übung zu machen. Man kann damit anfangen, dass man sich bequem hinlegt und nur versucht, seinen linken großen Zeh zu spüren.

Der kleine Energiekreislauf

Der kleine Energiekreislauf ist eine grundlegende Übung aus dem stillen Qi Gong. Sie ist einerseits eine Basisübung, die jeder Praktizierende von Qi Gong oder Taiji Quan gleichwertig neben den bewegten Formen einbeziehen sollte. Andererseits ist sie für sich alleine genommen eine Lebensaufgabe.

Die Übung richtet sich auf die zwei Sondermeridiane, die genau in der Körpermitte vorne und hinten verlaufen. Das Lenkergefäß, auch Du Mai genannt, läuft den gesamten Rücken hinauf auf der Haut über der Wirbelsäule. Er beginnt unten am Damm am Steißbeinpunkt. Er läuft über den Rücken und die Halswirbelsäule hinauf zum höchsten Punkt auf dem Scheitel und von dort über die Stirn hinunter zum Punkt über der Oberlippe. Dort endet er.

Unter der Unterlippe beginnt der Ren Mai, das Konzeptionsgefäß. Dieser verläuft auf der Vorderseite nach unten über das Brustbein, die Magengrube, den Bauchnabel bis hinunter zum tiefsten Punkt auf dem Damm, dem „Huiyin", der genau zwischen Anus und Geschlechtsorganen liegt.

Diese beiden Sondermeridiane werden als „Autobahn" und auch als „Speicher" des Qi bezeichnet. Sie haben eine grundlegende Funktion für den Kreislauf des Qi. Sie können überschüssiges Qi speichern und gespeichertes Qi abgeben, wenn irgendwo im Körper ein Mangel besteht.

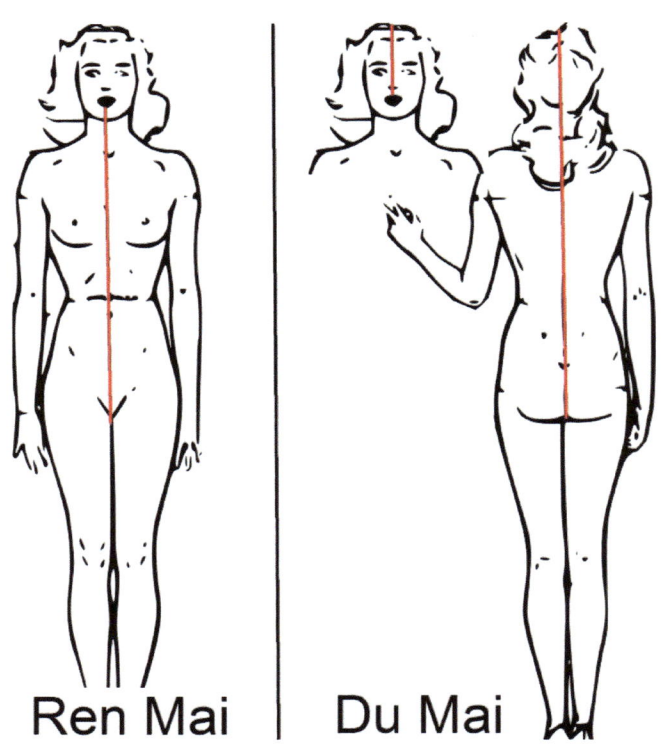

Ren Mai | Du Mai

Auf diesen beiden Meridianen liegen einige wichtige Punkte.

Es gibt drei grundlegende Möglichkeiten, diese Übung zu machen:

1) Der Fokus wird nur auf die Meridiane gerichtet. In der Vorstellungskraft kreist das Qi, und zwar hinten hinauf und vorne hinunter.
Dieses Vorgehen dient dem Verteilen des Qi.

2) Der Fokus liegt auf den Punkten. Die Aufmerksamkeit wird der Reihe nach auf diese Punkte gerichtet, wo sie jeweils eine Zeitlang verbleibt. Dieses Vorgehen dient der Aufnahme von Qi aus dem Universum.

3) Die Kombination von beidem; das wäre eigentlich das Ideal.

Man beginnt immer mit dem „Unteren Dantian" bzw. mit dessen Bezugspunkt Ren Mai 6 und beendet die Übung auch dort.

Meine Empfehlung ist, sich zuerst eine Zeitlang auf die Punkte zu fokussieren (Möglichkeit 2) und dann erst mit einiger Übung den Meridianverlauf mit hinzu zu nehmen (Möglichkeit 3).

Für unsere Zwecke fühlen oder sehen wir (vor unserem geistigen Auge) diese Punkte eher als Felder von der Größe eines Tischtennisballes.

Man kann einfach nur seinen gedanklichen Fokus auf den jeweiligen Punkt richten und mit seiner gedanklichen Präsenz ganz dort verweilen. Möglich sind auch die Vorstellungen, durch den jeweiligen Punkt ein- und auszuatmen oder beim Einatmen Qi in der Lunge zu sammeln und dann beim Ausatmen in den Punkt strömen zu lassen.

Letzteres kann allerdings zu einem Stau von Energie führen, der unangenehm werden kann.

Die Kopfhaltung

Im bewegten Qi Gong, das im Stehen ausgeführt wird, wird empfohlen, sich vorzustellen, dass der Kopf oben auf dem Scheitelpunkt mit einem Faden aufgehängt sei. Bei einer solchen Aufhängung wäre der Kopf dann leicht nach vorne geneigt in einem Winkel von 10°. Die Durchblutung des Gehirns mit den beiden hinteren Schlagadern, die durch die Querfortsätze der Halswirbel verlaufen, ist hier am besten. Diese leicht nach vorne geneigte Kopfhaltung habe ich beim Sitzen im Stillen Qi Gong beibehalten.

Die Elster-Brücke

Der Sondermeridian „Du Mai" geht den Rücken hinauf über den Kopf bis nach vorne, wo er am Oberkiefer endet.

Der Sondermeridian „Ren Mai" auf der Körpervorderseite beginnt am Unterkiefer.

Um diese beiden Meridiane miteinander besser zu verbinden wird empfohlen, die Zunge bei geschlossenem Mund hinter die obere Zahnreihe anzulegen. Diese Zungenstellung wird „Elster-Brücke" genannt. So schafft man eine bessere Verbindung zwischen dem Du Mai und dem Ren Mai.

Diese Empfehlung ist jedoch ein wenig redundant, da die Elsterbrücke (zumindest bei den meisten Menschen) der natürlichen Lage der Zunge bei geschlossenem Mund entspricht.

Bei manchen Schulen wird das Kinn leicht nach hinten gezogen. In dieser Haltung muss die Elster-Brücke aber wieder bewusst geschlossen werden.
Ich empfehle diese besondere Kinn-Stellung nicht!

Sitzen oder Liegen

Sie können diese Meditation im Stehen, im Sitzen oder im Liegen durchführen.

Im klassischen Stillen Qi Gong wird das Sitzen empfohlen. Dabei ist es egal, ob Sie bequem auf einem Stuhl oder auf einem Meditationskissen am Boden sitzen. Falls Sie den klassischen Lotus-Sitz nicht können, empfehle ich den Fersensitz, wie ich ihn auf den Bildern praktiziere. Mit einem Meditationskissen ist dieser Sitz sehr angenehm.

Nicht zu empfehlen ist der Schneidersitz ohne Sitzkissen. In dieser Haltung wird der Bauch leicht eingeklemmt, was eine ruhige und entspannte Bauchatmung erschwert. Außerdem neigt man im Schneidersitz dazu, einen Buckel zu machen, da der Schwerpunkt sonst zu weit hinten liegt und der Körper dadurch ein wenig nach hinten kippen will.

Im Sitzen können Sie sich mehr entspannen als im Stehen, müssen aber noch eine gewisse Mindestspannung im Körper aufrechthalten, um ruhig sitzen bleiben zu können. Die Sitzhaltung fördert daher die entspannte Konzentration.

Im Liegen können wir maximal entspannen, was für einen guten Qi-Fluss durchaus förderlich ist. Das Problem ist, dass man dabei schnell einschläft. Wenn

Sie während einer solchen Übung einschlafen entsteht Ihnen kein Schaden. Es passiert dabei auch nichts Gefährliches, wenn die Übung nicht vollendet wird. Die Übung war dann auch nicht vollkommen umsonst. Sie haben nur Ihren Energiefluss nicht so intensiv aktivieren können.

Durchführung

Für den Anfang empfehle ich, sich zuerst nur auf die Punkte zu fokussieren.

Wie lange Sie bei den jeweiligen Punkten bleiben wollen, bleibt ganz Ihnen überlassen. Ich empfehle, die Atemzüge zu zählen. Bei jedem Punkt kann man 1 bis 9 Atemzüge lang verweilen, ehe man zum nächsten übergeht.

An unruhigen Tagen verweile ich nur 1 Atemzug je Punkt und ich wiederhole dafür diesen Zyklus mehrere Male. An ruhigeren Tagen verweile ich etwas länger je Punkt, mache dafür aber weniger Wiederholungen. Meist mache ichzwischen 2 und 7 Wiederholungen.

Sie können sich frei entscheiden, wie viele Wiederholungen Sie machen wollen.

Wichtig ist, dass Sie zum Abschluss im Unteren Dantian oder in seinem Bezugspunkt Ren Mai 6 verweilen, um die Energien, die Sie in Bewegung gebracht haben, einzusammeln und zu erden.

Wenn Sie wollen, können Sie sich zum Abschluss erst auf den Bezugspunkt Ren Mai 6 fokussieren und dann Ihren Fokus direkt auf das Untere Dantian im Unterbauch richten.

Die Leitbahnen

Wenn Sie die Leitbahnen mit einbeziehen, haben Sie mehrere Möglichkeiten.

Im klassischen Qi Gong wird mit einem Ein- und Ausatmen ein gesamter Umlauf über beide Meridiane verbunden.

Oft wird empfohlen, mit dem Einatmen das Qi über den Du Mai den Rücken hinauf steigen zu lassen. Beim Ausatmen sinkt demzufolge das Qi über den Ren Mai die Vorderseite hinunter. Diese Zirkulation wird eigentlich erst stimmig, wenn sie mit einer „inversen Atmung" verbunden wird. Dabei zieht sich beim Einatmen der Bauch ein, was dem natürlichen Rhythmus widerspricht. Dadurch soll das Qi im Unterbauch komprimiert werden.

Gesünder und natürlicher ist der umgekehrte Weg:
Sie sollten während dieser Übung mit dem Bauch atmen.

Bei einer Bauchatmung senkt sich beim Einatmen das Zwerchfell nach unten. Das Zwerchfell ist eine Muskel-Sehnen-Platte, die die Lungen vom Bauchraum trennt.

Dadurch, dass es sich nach unten zieht, zieht es auch die Lungengrenzen nach unten. Das größere Lungenvolumen zieht Luft über die Atemwege ein. Wenn sich das Zwerchfell nach unten ausdehnt, dann wölbt sich der Bauch nach vorne. Bei nur leichter Einatmung und großer Entspannung der Muskulatur senkt sich dabei die Vorderseite des Körpers, also die Brust, ein ganz klein wenig nach unten. Erst bei einem tiefen

Atemzug hebt sich die Vorderseite wieder ein wenig an.

Die Konsequenz:
Wir lassen den Qi-Fluss der Körperbewegung folgen. Beim Einatmen senken sich die Vorderseite und das Zwerchfell nach unten. Gleichzeitig lassen wir das Qi im vorderen Meridian, dem Ren Mai, nach unten fließen.
Beim Ausatmen lassen wir dann das Qi im hinteren Meridian, dem Du Mai, aufsteigen.

Nebenbei: Das fördert die Entspannung. Eine tiefe ruhige Bauchatmung steht in Resonanz mit dem Entspannungsnerv, dem Parasympathikus. Der Entspannungsmodus und eine tiefe ruhige Bauchatmung fördern sich gegenseitig. Wir kommen damit auch besser und tiefer in den Ruhezustand.

Meine Empfehlung
Machen Sie sich mit dem Atmen hier keinen Stress. Lassen Sie sich alle Zeit, die Sie brauchen, um sich einen Qi-Fluss durch die beiden Meridiane aufzubauen. Das können durchaus auch mal mehrere Minuten für einen Umlauf sein.
Sie können das Qi als Bild vor Ihrem geistigen Auge aufbauen oder Sie versuchen, den Qi-Fluss zu spüren.

Wenn Sie die Punkte mit einbeziehen, dann lassen Sie sich ebenfalls alle Zeit, die Sie brauchen, um in einem

Punkt zu verweilen. Das kann durchaus auch einige Atemzüge dauern, bis Sie dort ein Wärme oder Energie spüren. Dann fokussieren Sie sich auf den Meridian, lassen sich dort auch alle Zeit, bis das Wärme - oder Energiegefühl bis zum nächsten Punkt gewandert ist.

Als Richtwert empfehle ich jeweils 3 bis 9 ruhige Atemzüge.

Die Punkte des kleinen Kreislaufs in ihrer Reihenfolge:

1) Meer des Qi, Ren Mai 6 (Qihai)
   Dieser Akupunktur-Punkt hat einen Bezug zum „Unteren Dantian" (Xia Dantian), das fast genau hinter diesem Punkt innen im Bauchraum liegt.

2) Der Dammpunkt (Hui Yin)
3) Der Steißbeinpunkt (Wei Lü)
4) Das Tor des Lebens (Ming Men)
5) Der Brustwirbelpunkt (Dazhui)
6) Das Jadekissen (Yuzhen)
7) Der Scheitelpunkt (Bai Hui)
8) Siegelhalle, Extrapunkt 1 (Yintang)
   Dieser Akupunkturpunkt hat einen Bezug zum „Oberen Dantian" (Shang Dantian), das genau hinter diesem Punkt im Inneren des Kopfes liegt.

9) Vorhof der Brust, Ren Mai 17 (Shanzong)
   Dieser Akupunkturpunkt hat einen Bezug zum „Mittleren Dantian (Zhong Dantien), das genau hinter diesem Punkt im Inneren des Brustraumes liegt.

10) Meer des Qi, Ren Mai 6 (Qihai)
    Der Akupunkturpunkt mit Bezug zum „Unteren Dantian".

Hier beginnt die Übung, hier endet Sie auch!

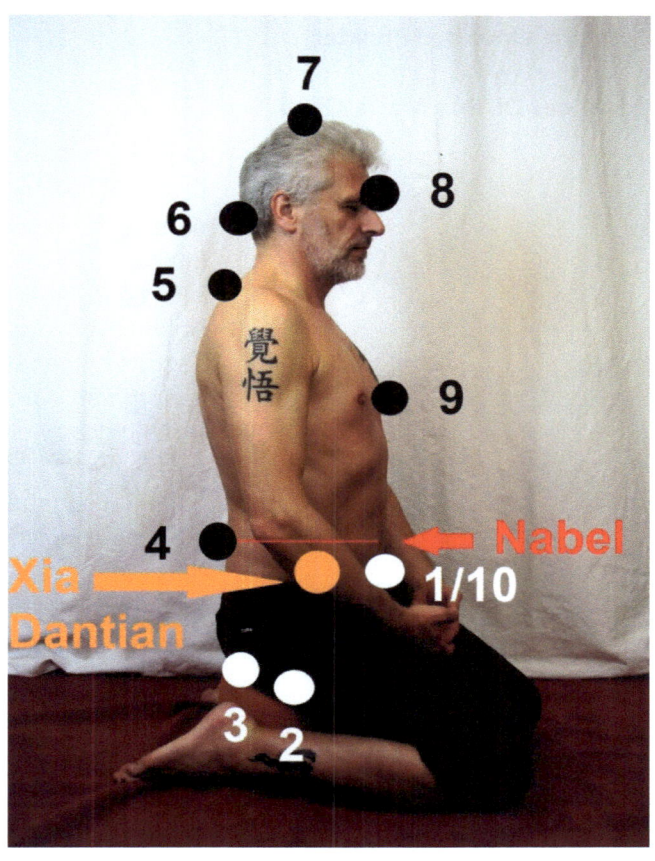

Alle Punkte des kleinen Kreislaufes in ihrer Reihenfolge nummeriert.

Über die einzelnen Punkte:

Meer des Qi, Ren Mai 6, Qihai

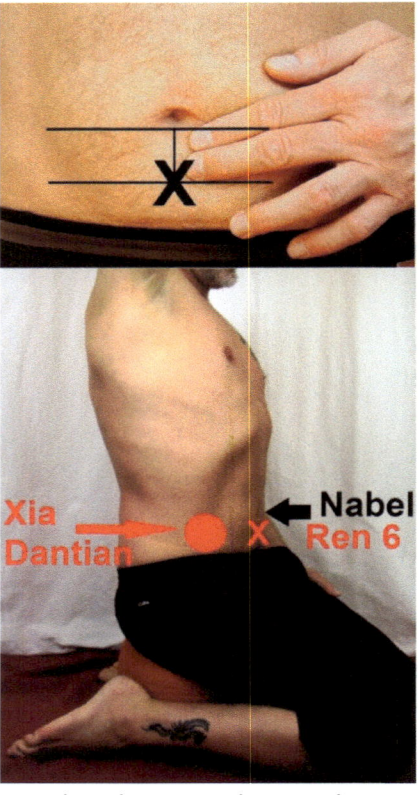

Dieser Punkt liegt 2 Finger unterhalb des Bauchnabels.

Wie die obere Abbildung zeigt, liegt er genau genommen unterhalb des zweiten Fingers und der Bauchnabel wird dabei nicht mitgezählt.

Das eigentliche Untere Dantian liegt 2 ½ Finger unter dem Nabel und ist hinter diesem Punkt im Bauchinneren.

Das Untere Dantian (Xia Dantian) ist der Basis-Speicher des Menschen. In den meisten Qi Gong -und Tai Chi-Schulen ist das Untere Dantian der Hauptspeicher. Er beeinflusst auch das Mittlere Dantian. Im klassischen Qi Gong wird immer das Untere Dantian mindestens zum Abschluss als Erdung und Beruhigung aktiviert. In eher buddhistisch geprägten „Techniken" wird auf das untere Energiefeld verzichtet, da dort das Herzzentrum zum Ausgleich fokussiert wird.

Es gibt noch zwei weitere Akupunktur-Punkte auf der Vorderachse des Körpers, die oft mit dem Unteren Dantian in Verbindung gebracht werden: Der Ren Mai 8, Mitte des Nabels, Shenque, der genau im Bauchnabel ist und Ren Mai 4, Das erste der Passtore, Guanyuan, der sich 4 Finger unterhalb des Nabels befindet.

Der Dammpunkt, Ren Mai 1, Hui Yin

(Auch: Zusammenkunft des Yin)

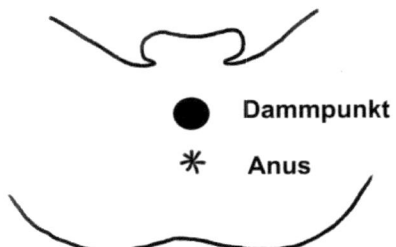

Liegt zwischen Anus und den Genitalien. Hier beginnt der Sonder-meridian „Ren Mai", der auf der Vorderseite des Körpers verläuft.

Am Dammpunkt haben die beiden Sondermeridiane Ren Mai auf der Körpervorderseite und Du Mai auf der Rückseite ihren gemeinsamen Ursprung. Denn von den Nieren, an denen die Essenz gespeichert ist. Verläuft eine Leitbahn innen durch den Körper hinunter zum Dammpunkt. Die Essenz, die zum Teil angeboren ist, setzt sich von dort in Bewegung und wird dadurch zum Ursprungs-Qi, auf Chinesisch auch Yuan Qi. Am Dammpunkt läuft das Yuan Qi nach vorne in den Ren Mai du nach hinten in den Du Mai. Trotzdem wird erst der Steißbeinpunkt als der erste Punkt des Du Mai angesehen.

Die natürliche Fließrichtung ist bei beiden Sondermeridianen eigentlich nach oben. Beim „Kleinen Kreislauf" wird auf der Körpervorderseite dennoch das Qi nach unten geführt.

Der Steißbeinpunkt, Du Mai 1, Changqiang

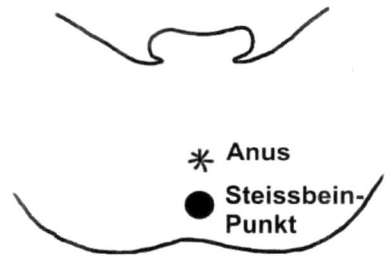

Liegt zwischen der Steißbeinspitze und dem Anus, also vom Anus ein kleines Stück Richtung Rücken. Hier beginnt der Sondermeridian „Du Mai", der hinten am Körper verläuft.

Er festigt die Essenz und er stärkt Niere und Essenz. Er wird manchmal auch „Wei Lü" genannt.

Das Tor des Lebens, Du Mai 4, Ming Men

(Auch: Pforte des Lebensloses)

Liegt auf der Wirbelsäule genau gegenüber dem Bauchnabel. Der Ausdruck „Tor des Lebens" bezieht sich auf die Lebensspanne, die uns zur Verfügung steht. Manche sagen, dass dieser Punkt etwas mit dem Lebensthema zu tun habe.

Das Ming Men ist die Quelle des Ursprungs-Qi's, des Yuan Qi's und es ist die „Wurzel des physiologischen Feuers". Es stellt die Wärme zur Verfügung, die das Energiesystem benötigt, um gut funktionieren zu können. Es unterstützt den Funktionskreis Herz und ist daher auch für die psychische Stabilität förderlich. Das Ming Men klärt den Geist und stärkt das Ursprungs-Qi

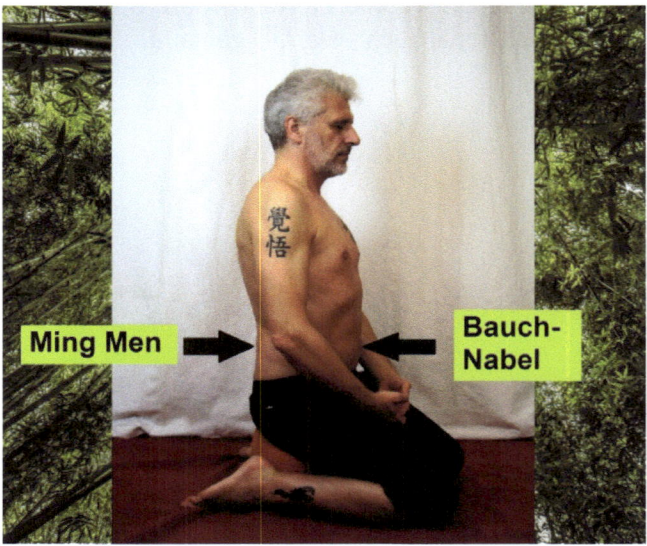

Der Brustwirbelpunkt, Du Mai 14, Dazhui

(Auch Punkt aller Strapazen)

An diesem Punkt kreuzen sich 2 wichtige Yang-Leitbahnen. Er kann helfen, Disharmonien im Yang auszugleichen.

Dieser Punkt befindet sich am Übergang von der Halswirbelsäule zur Brustwirbelsäule. Den 7. und damit letzten Halswirbel kann man leicht tasten, wenn man den Kopf und Hals nach vorne beugt. Der Fortsatz dieses Halswirbels steht weiter hervor als die der anderen Wirbel, so dass man ihn als einen kleinen Vorsprung gut tasten kann. Direkt darunter fühlt man dann, bei vorgebeugtem Hals, ein Loch. Genau in dieser Delle ist der Brustwirbelpunkt, auch großer Wirbelpunkt oder Dazhui genannt.

Auf dem oberen Bild kann man sehen, wie dieser 7. Halswirbel hervorschaut. Diese „Beule" befindet sich genau oberhalb des Fingers

Der Finger markiert den Brustwirbelpunkt. Genau oberhalb des Fingers ist gut die kleine „Beule" zu erkennen, die vom Dornfortsatz des 7. Halswirbels gebildet wird.

Auf dem unteren Bild ist der Dazhui aus einer anderen Perspektive zu sehen. Er ist unterhalb der Stelle, an der der Trapezmuskel in den Hals übergeht.

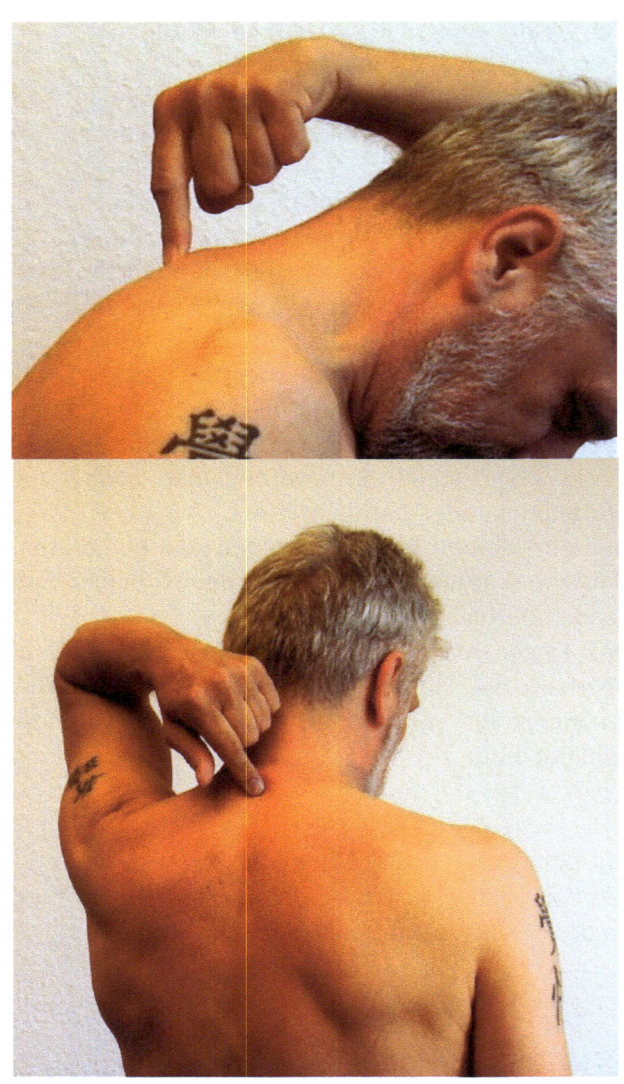

Der Brustwirbelpunkt Dazhui

Das Jadekissen Yuzhen

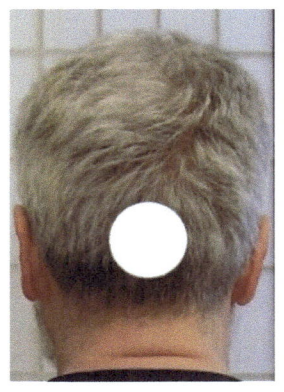

Dieser Punkt befindet sich oben am Nacken, dort wo der Nacken in den Schädelknochen (ins Os occipitale) übergeht. Wenn Sie mit dem Finger den Nacken nach oben fahren, dann bleibt dieser Finger irgendwann am Schädelknochen „hängen". Das ist die Nackengrube. Direkt am oberen Rand dieser Nackengrube ist der Punkt „Residenz des Windes". Das Jadekissen besteht eigentlich aus zwei Punkten, die je zwei fingerbreit beidseits neben der Nackengrube sind und dem Zentrum, der „Residenz des Windes". Das Jadekissen ist also eher ein Bereich als ein Punkt.

Vom Jadekissen aus wird das Gehirn vom hinteren Sondermeridian, dem Du Mai, mit Qi versorgt.

Der Scheitelpunkt, Du Mai 20, Bai Hui

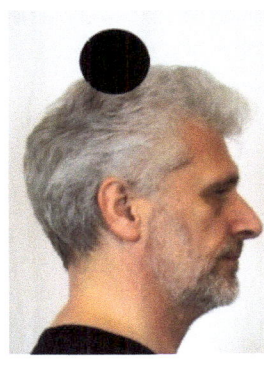

Auch Punkt der tausend Zusammenkünfte. Von diesem Punkt werden alle Leitbahnen angesprochen. Der Bai Hui ist ein psychisch sehr stark wirksamer Punkt. Er hat eine beruhigende und harmonisierende Wirkung. Spirituell steht er für die höchste Vollendung im Menschen und für das „Reine Sein". Er liegt auf dem Sondermeridian „Du Mai". Wenn man zwischen den beiden Ohren eine Linie zieht, dann schneidet diese Line den Sondermeridian „Du Mai". Genau auf diesem Schnittpunkt liegt der Scheitelpunkt.

Siegelhalle, Extrapunkt 1, Yintang

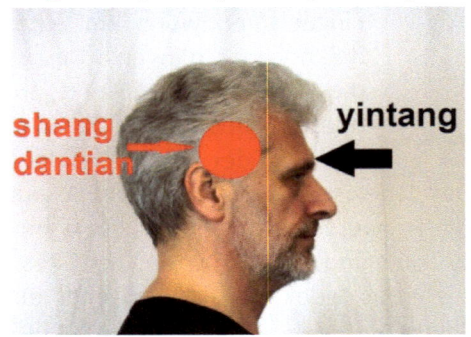

Dieser Punkt liegt genau zwischen den Augenbrauen am Übergang von der Stirn zur Nase. Er steht in Resonanz zum Oberen Dantian, dem Shang Dantian, das im Kopfraum hinter diesem Punkt liegt.

Es ist der zentrale Energie-Speicher für den gesamten oberen Kopf-Bereich.

Spirituell ist es der Sitz der höheren Geisteskräfte und es steht für die bewusste Wahrnehmung des Seins.

Vorhof der Brust, Ren Mai 17, Sahnzong

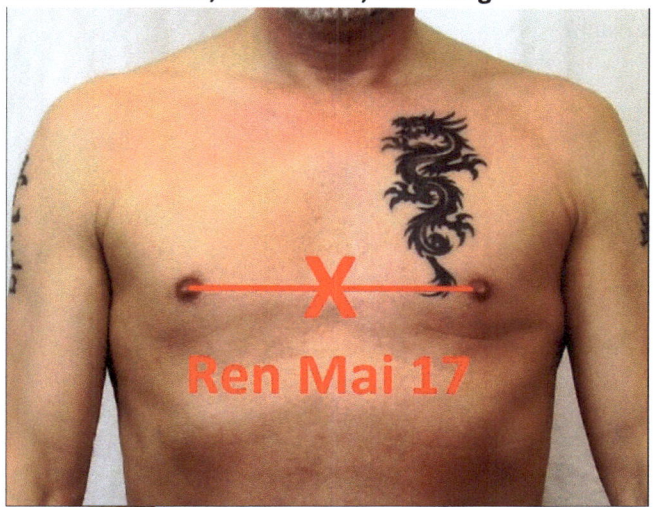

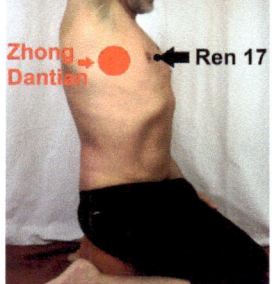

Dieser Punkt liegt auf dem Brustbein. Beim Mann ist er auf der Linie zwischen den Brustwarzen.

Dahinter liegt das „Mittlere Dantian", das Zhong Dantian.

Nach chinesischer Auffassung ist im Mittleren Dantian der Geist (Shen) verwurzelt.

„Shen" bedeutet einerseits den Komplex aller psychischen Fähigkeiten wie Denken, Fühlen und Wollen, umfasst aber auch die spirituellen Aspekte.

Das Herz gilt auch als „Kaiser" der Organe.

Das Herz zu stärken bedeutet, die gesamte Gesundheit zu stärken.

Punkte des kleinen Kreislaufes in Vorder– und Rück-
ansicht

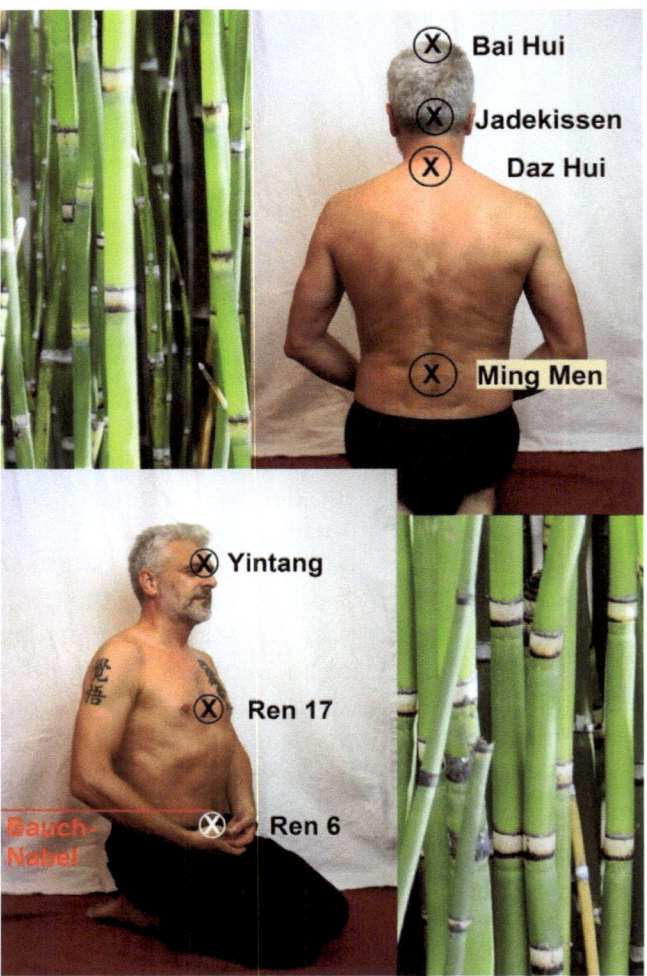

Die 100 Tore öffnen

Diese Übung dient der Aufnahme von Qi. Das Energiezentrum Herz (Mittleres Dantian) und seine Ausläufer, der Herzbeutelmeridian und die Laogong-Punkte werden gestärkt.

Das Herz ist in der TCM der Kaiser der Organe und außerdem Sitz des „Shen". „Shen" wird mit „Geist" übersetzt. Gemeint ist aber die Gesamtheit aller psychischen Funktionen wie Denken, Fühlen und Wollen. „Shen" umfasst auch die transpersonalen, spirituellen Aspekte des Menschen.

Außerdem wird das Qi gut geerdet.

Diese Übung ist auch geeignet für Menschen, die Qi an andere abgeben wollen. Im traditionellen Qi Gong gibt es Techniken zur Abgabe von Qi an andere Personen, meist zum Zwecke der Heilung. Das ist jedoch eine Wissenschaft für sich und bedarf einer gründlichen Einführung, um Schaden von anderen Personen und auch von sich selbst abzuwenden.

Die 100 Tore öffnen

1) Vorhof der Yade, Ren Mai 18, Yutang
   Dieser Punkt hat einen direkten Bezug zum
   Mittleren Dantian, dem Herzzentrum.
   Er wird hier anstelle des Ren Mai 17 benutzt.

2) Die Punkte in der Handmitte, Pericard 8, Lao-
   gong-Punkte
   Alle beide gleichzeitig
   Diese Punktehaben einen direkten Bezug zum
   Mittleren Dantian, dem Herzzentrum.

3) Die Punkte auf der Fußsohle, Niere 1, Yonquan
   Alle beide gleichzeitig
   Diese Punktehaben einen direkten Bezug zur
   Niere und damit zu Essenz und indirekt zum
   Unteren Dantian

4) Der Dammpunkt Hui Yin

   Dann steigt die Energie nach oben
   über den Kanal „Chong Mai", der im Körper-
   inneren von unten nach oben führt

5) Scheitelpunkt, Punkt der 100 Zusammenkünfte,
   Bai Hui

Danach folgen beliebig viele Durchläufe. Ganz zum
Schluss die Energie nochmal im Herzzentrum und
dann im Unteren Dantian sammeln.

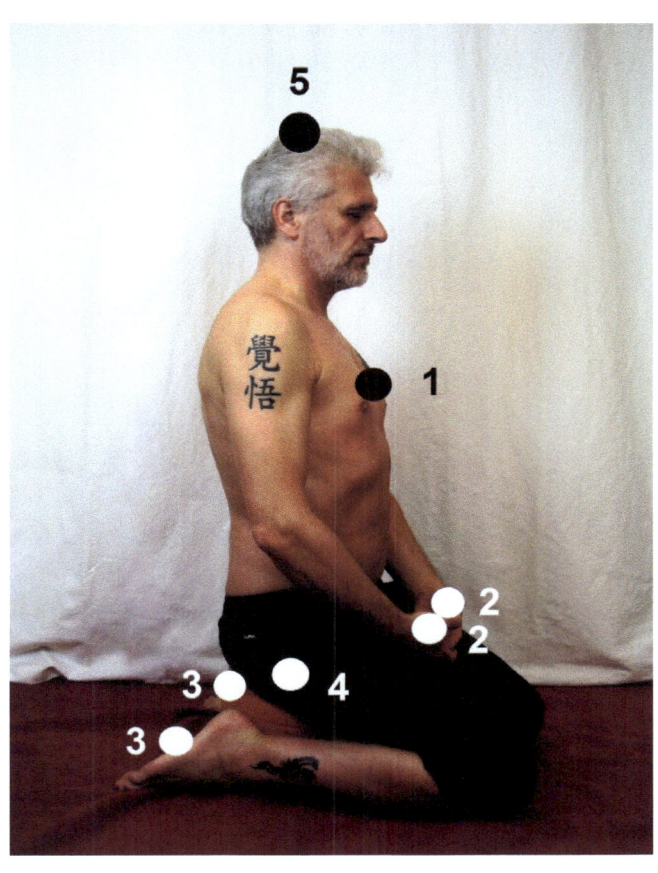

Die 100 Tore öffnen in ihrer Reihenfolge nummeriert

Vorhof der Yade, Yutang, Ren Mai 18

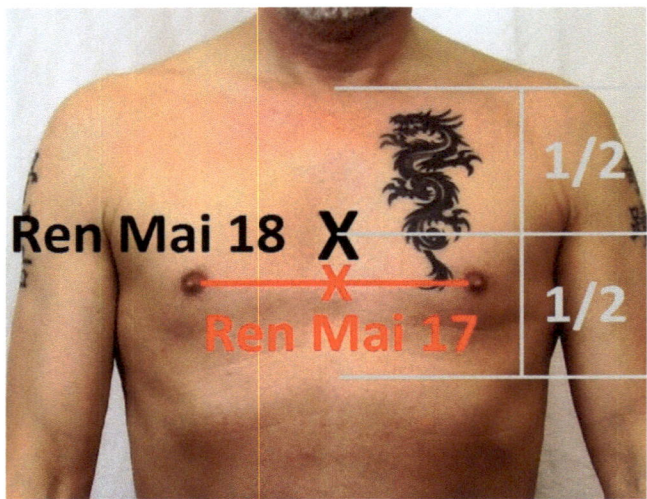

Das Herzzentrum, also das Mittlere Dantian, wird bei dieser Übung allerdings nicht, wie beim Kleinen Energiekreislauf, über den Punkt Ren Mai 17 als Bezugspunkt angesprochen.

Man fokussiert seine geistige Energie viel mehr auf den Punkt Ren Mai 18, Vorhof der Jade, auch Yutang genannt. Er ist einige Zentimeter über dem Ren Mai 17 und etwa auf halber Höhe des Brustbeines.

Dieser Punkt entspricht eher der Lage des Herzchacras im Yoga. Meiner Erfahrung nach strahlt ein gut entwickeltes Herzzentrum auch viel eher in Höhe dieses Punktes aus. Daher bietet es sich an, diesen Punkt zu fokussieren.

Die Laogong-Punkte

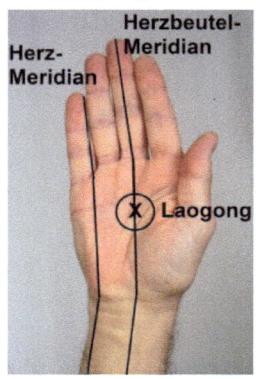

Die Laogong-Punkte liegen auf dem Handteller und zwar ziemlich genau in der Mitte. Durch Arme und Hände laufen die Meridiane Herz und Herzbeutel. Meridiane sind, bis auf einige Sonderleitbahnen, immer paarig. Deshalb sind sowohl Herz als auch Herzbeutel jeweils links und rechts. Der Herzbeutel-Meridian verläuft vom Unterarm kommend über den Handteller hin zum Mittelfinger. Der Laogong-Punkt liegt genau auf dieser Leitbahn als „Pericard 8". Der Herzbeutel ist anatomisch ein doppelter bindegewebiger Sack, der das Herz passgenau auskleidet. Ohne ihn würde sich das Herz beim Schlagen wundscheuern. Er schützt das Herz im physiologischen und im übertragenen Sinn. Der Herzbeutel-Meridian als Energiesystem bestimmt, was wir an unser Herz heranlassen.

Die Hände haben somit eine direkte Verbindung zum Herz als Energiezentrum, also zum Mittleren Dantian (Zhong Dantian). Es bietet sich an, die beiden Laogong-Punkte in der Hand zusammen mit dem Mittleren Dantian gemeinsam zu entwickeln.

Die Yongquan-Punkte

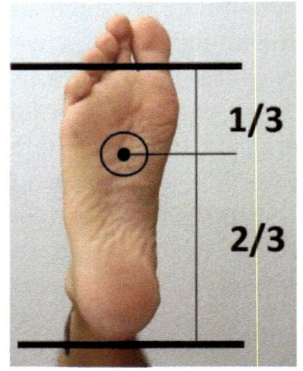

Die Yongquan-Punkte liegen, als Einzige, auf der Fußsohle. Sie stellen damit die stärkste Verbindung des Menschen zur Erde her. Diese sind der erste Akupunktur-Punkt des Nierenmeridians. Sie heißen deswegen auch „Niere 1".

Sie befinden sich auf der Mittellinie der Fußsohle kurz vor dem Fußballen. Sie sind ungefähr zwischen dem vorderen Drittel und dem hinteren zwei Dritteln der Fußsohle ohne Zehen gerechnet.

Das Nieren-Qi ist für die Strukturbildung im Körper zuständig.

Der Bai Hui,

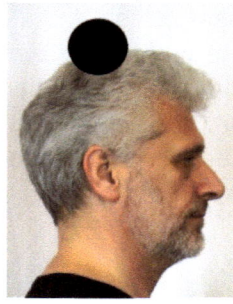

der Scheitelpunkt, wird ebenso fokussiert. Er liegt auf dem Scheitel auf einer Linie zwischen den Ohren.

Der Dammpunkt, Huiyin, Ren Mai 1 spricht das Untere Dantian an. Huiyin wird auch mit „Zusammenkunft des Yin" übersetzt.

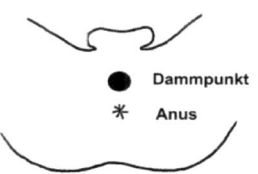

Der **Dammpunkt** liegt zwischen Anus und den Geschlechtsorganen.

Das Untere Dantian öffnen

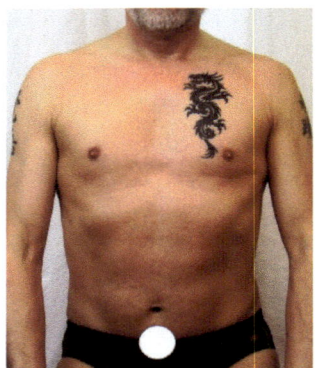

Es ist ohne weiteres möglich, nur das Untere Dantian zu aktivieren. Das Untere Dantian liegt 2,5 Finger breit unter dem Bauchnabel und von dort innen in der Bauchhöhle.

Das Untere Dantian ist der Hauptspeicher des Qi. Das Auffüllen des Unteren Dantians alleine hat schon eine sehr grundlegende Wirkung.

Diese Meditation ist ganz einfach:

Man stellt sich vor, dass der Atem über das Untere Dantian ein- und ausströmt.

Das ist eigentlich alles!

Mit etwas Übung kann man sich auch einfach nur vorstellen, dass „Qi" aus dem unerschöpflichen Reservoir des Kosmos in das Untere Dantian einströmt und sich dort sammelt.

Die Bedeutung des Herzens

Im Qi Gong und im Taijiquan gilt das Untere Dantian im Unterbauch als das wichtigste Energiezentrum im Menschen. Es ist der Hauptspeicher und entspricht ungefähr dem Schwerpunkt des Körpers. Außerdem ist es für die Erdung wichtig.

Das Qi, das durch Qigong-Übungen in Bewegung gebracht wurde und unruhiges Qi kann hier gesammelt, beruhigt und geerdet werden.

Der Mensch hat insgesamt 3 solche Energiezentren.

Das Obere Dantian im Kopf wird gerne betont, wenn man einen spirituellen Weg gehen möchte. Dieses Energiezentrum ist allerdings nicht ganz frei von Problematik. Die Menschen in der westlichen Kultur haben viel zu viel Durcheinander und Unruhe im Kopf. Das muss nicht noch verstärkt werden. Um Unruhe aus dem Kopfbereich abzuleiten empfiehlt es sich, die Aufmerksamkeit und damit das Qi in den Bauch oder in die Füße zu lenken. Dadurch wird die Aufmerksamkeit von der Unruhe abgezogen und Ruhe kann sich eher einstellen. Hier bietet sich das Untere Dantian an.

Das Mittlere Dantian im Brustkorb, auch Herzzentrum genannt, wird oft vergessen. Dabei hat es auch einen zentralen Platz, denn es ist die energetische Mitte des Menschen. Es kann unruhiges Qi zwar nicht erden, dafür aber transformieren. Das Herz hat die stärkste Kraft zur Transformation. Beide, sowohl Erdung als auch Transformation, haben ihren Platz und ihren Sinn im Energiesystem des Menschen.

Das Herz gilt in der TCM (Traditionelle Chinesische Medizin) als Kaiser der Organe. Moderne Forschungen auf dem Gebiet der Herzratenvariabilität und des Biomagnetismus belegen die zentrale Stellung des Herzens. Interessante Zusammenhänge werden in den Büchern „Gesundmacher Herz" von Markus Peters und in „Energiemedizin" von James L. Oschman beschrieben.

Das Herz regiert in der TCM das Blut und es beeinflusst den Zustand der Blutgefäße. Der amerikanische Arzt Dr. Dean Ornish hat dazu einige interessante Studien zusammengetragen und in seinem Buch „Die revolutionäre Therapie: Heilen mit Liebe: Schwere Krankheiten ohne Medikamente überwinden" zusammengefasst.

Das Herz beherbergt den „Geist" Shen. Nach chinesischer Auffassung umfasst der Begriff „Shen" folgende 5 Funktionen: Emotionen, Bewusstsein, Gedächtnis, Denken und Schlaf. Passend finde ich auch die anthroposophische Trias „Denken, Fühlen und Wollen", die auch gut den „Shen" beschreibt. Es gibt noch andere Zuordnungen. Eine davon ist im Qigong sehr populär. Hier werden die 3 Dantians den 3 Schätzen wie folgt zugeordnet:

> Unteres Dantian – Essenz (Jing)
> Mittleres Dantian – Qi
> Oberes Dantian – Geist (Shen).

Die 3 Schätze Essenz, Qi und Shen stellen 3 Stufen derselben Substanz dar. Die Essenz (Jing) wäre demnach so etwas wie Rohöl und Qi und Shen wären dann verfeinerte Essenz.

Diese Zuordnung erscheint ein wenig arg schubladenartig und darf durchaus bezweifelt werden. Etwas differenzierter ist die Zuordnung, wonach das Mittlere Dantian zwar der Speicher des Qi als gereinigte, transformierte Essenz und gleichzeitig der Ort der Transformation von Qi in Shen ist. Das würde der Aussage in der TCM sehr nahe kommen.

Das Mittlere Dantian, das Herzzentrum, hat also durchaus eine zentrale Bedeutung. Das Mittlere Dantian kann auch indirekt über das Untere Dantian im Unterbauch angesprochen werden, denn dieses „beheizt" von unten das Herzzentrum, das auch „goldener Palast" genannt wird.

In diesem Buch stelle ich deshalb ein paar Meditationen vor, die direkt auf das Mittlere Dantian, das Herzzentrum, einwirken. Sie gehören zwar nicht mehr zum klassischen Stillen Qigong, haben aber zur Heilung und Heiligung durchaus ihren Platz.

Das Mittlere Dantian öffnen

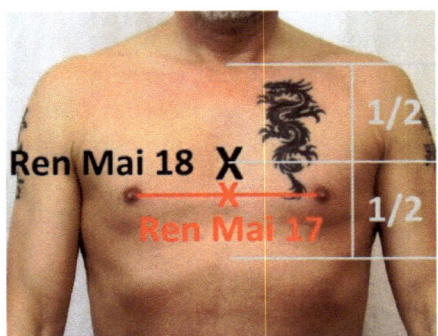

Eine ebenfalls sehr einfache, aber effektive Meditation ist die Öffnung oder Aktivierung des Mittleren Dantians. Meistens wird der Akupunkturpunkt Ren Mai 17, der genau zwischen den Mamillen liegt, mit dem Mittleren Dantian gleichgesetzt. Aus meiner persönlichen Erfahrung heraus würde ich aber lieber den Punkt Ren Mai 18 nehmen, denn das angenehme Energiegefühl ist eher dort lokalisiert.

In der chinesischen Medizin ist das Herz der Kaiser der Organe. Wenn der Kaiser in Unordnung ist, dann dauert es nicht lange, bis das ganze Reich (also der Körper) ebenfalls in Unordnung ist.
Der Kaiser sollte aber in Harmonie mit seiner natürlichen Ordnung sein. Dann haben nämlich Versuche, Schäden an anderer Stelle im Energiesystem zu reparieren, eine echte Chance auf langfristigen Erfolg.

Ein Gefühl von tiefem, innerem Frieden gepaart mit großer Klarheit stellt sich nach einer Weile des Übens ein.

Manchmal kann man auch ein ekstatisches Gefühl der Freude erleben. Man möchte dann am liebsten die ganze Welt umarmen.

Diese Meditation ist ganz einfach:

Man stellt sich vor, dass der Atem über das Herz ein- und ausströmt.

Das ist eigentlich alles!
Mit etwas Übung kann man sich auch einfach nur vorstellen, dass „Qi" aus dem unerschöpflichen Reservoir des Kosmos in das Mittlere Dantian einströmt und sich dort sammelt.

Zum Abschluss richten Sie Ihre Aufmerksamkeit auf das Untere Dantian. Dieses befindet sich 2 bis 3 Finger breit unter dem Bachnabel und von dort aus gesehen tief innen im Bauchraum. Stellen Sie sich zum Abschluss einige Minuten vor, dass der Atem über dieses Zentrum ein- und ausströmt. Dadurch werden die Energien, die Sie in Bewegung gesetzt haben, geerdet. So können Sie Irritationen wie beispielsweise Herzrhythmusstörungen oder Missempfindungen vorbeugen. Diese Irritationen sind zwar harmlos, aber vermeidbar.

Sollten Unwohlsein oder verdrängte Affekte auftauchen, dann brechen Sie die Übung ab und machen zu einem späteren Zeitpunkt weiter.

Dauer der Meditation: 5 – 20 Minuten

Das Mittlere Dantian erden

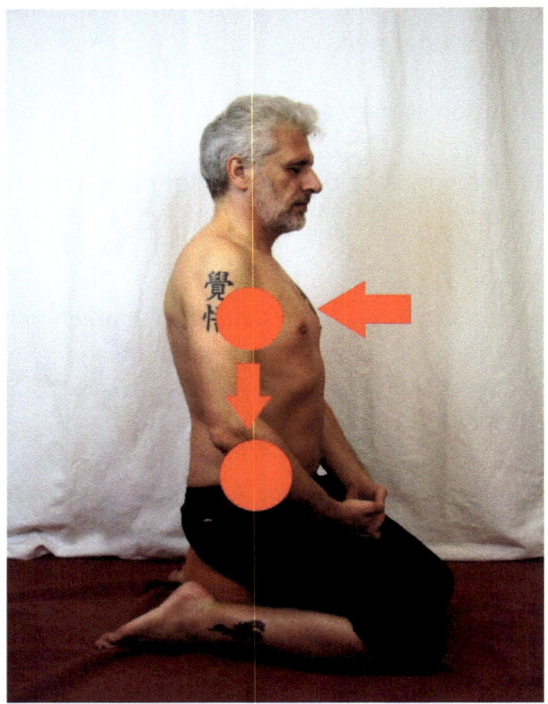

Bei dieser Übung wird das Untere Dantian nicht erst zum Schluss angesprochen, sondern es wird von Anfang an zur Erdung mit hinzu gezogen.

Beim Einatmen lassen wir Qi in das Mittler Dantian strömen, beim Ausatmen strömt es von dort zum Unteren Dantian. Dort wird es gesammelt, beruhigt und geerdet.

Dauer der Meditation: 5 – 20 Minuten

Meditation mit der Kraft des Herzens

Die Kraft des Herzens hat eine besondere Qualität. Wie bereits erwähnt ist das Herz der Sitz des Geistes „Shen". Wenn das Herzzentrum aktiviert wird, dann kommt es zu Gefühlen von großer Ruhe und Klarheit, von tiefem inneren Frieden.

Dieser Zustand ist der ideale Schutz vor Stress und Burnout.

Die Kraft des Herzens lässt sich aber auch auf den ganzen Körper ausdehnen.

Zuerst entspannt man sich. Dann wird das Herzzentrum selbst aktiviert, indem man sich im Herzen ein liebendes Licht vorstellt, das man entweder mit dem geistigen Auge sieht oder das man fühlt.

Dann stellt man sich vor, wie dieses Licht den ganzen Körper durchströmt und ihn ganz ausfüllt.
Auch hier fällt es leichter, wenn man sich die einzelnen Körperteile nacheinander vorstellt.

Es spielt keine Rolle, in welcher Reihenfolge man dabei vorgeht.
Man kann oben anfangen und Kopf, Hals, Arme, Brust, Bauch, Becken, Beine in dieser Reihenfolge mit Licht auffüllen.
Man kann aber auch unten anfangen und Beine, Becken, Bauch, Brust, Arme, Hals, Kopf in dieser Reihenfolge mit Licht auffüllen.

Hier eine beispielhafte Anleitung:

Setze oder lege dich bequem hin- wenn du möchtest, dann schließe jetzt deine Augen - ziehe deine Aufmerksamkeit auf deinen Körper zurück.

Du achtest jetzt nur noch auf deinen Atem, wie du einatmest und ausatmest, in deinem ganz eigenen Rhythmus.
Und bei jedem Ausatmen gleitest du noch ein wenig tiefer hinein in diese wunderbare Ruhe.

Du nimmst nun wahr, wie in deinem Herzen ein liebendes Licht ist,
du nimmst wahr, wie dieses liebende Licht in deinem Herzen leuchtet.

Dieses liebende Licht aus deinem Herzen strömt nun in deine Beine
und es füllt deine Beine ganz aus.
Dieses liebende Licht aus deinem Herzen strömt nun in deinen Bauch
und es füllt deinen Bauch ganz aus.

Dieses liebende Licht aus deinem Herzen strömt nun in deine Lunge
und es füllt deine Lunge ganz aus.

Dieses liebende Licht aus deinem Herzen strömt nun in deine Arme
und es füllt deine Arme ganz aus.

Dieses liebende Licht aus deinem Herzen strömt nun in deinen Kopf
und es füllt deinen Kopf ganz aus.

Zum Abschluss richten Sie Ihre Aufmerksamkeit auf das Untere Dantian. Dieses befindet sich 2 bis 3 Finger breit unter dem Bachnabel und von dort aus gesehen tief innen im Bauchraum. Stellen Sie sich zum Abschluss einige Minuten vor, dass der Atem über dieses Zentrum ein- und ausströmt. Dadurch werden die Energien, die Sie in Bewegung gesetzt haben, geerdet.

Nehmen Sie sich für diese Meditation 10 – 30 Minuten Zeit.

Die 3 Stufen zur Heilkraft des Herzens

Eine Ergänzung zur Meditation „Kraft des Herzens".
Veröffentlicht in „Visionen" Mai 2014

In der chinesischen Medizin hat das Herz eine besondere Bedeutung. Dort wird es als der „Kaiser" bezeichnet. Wenn der Kaiser nicht in seiner Kraft und Authentizität steht, dann sind der Palast und der Hofstaat bald auch in Unordnung. Alle Versuche, den Körper oder die Psyche zu heilen, bleiben dann Flickwerk. Erst wenn der Kaiser, also das Herz als Energiezentrum, wieder in seiner eigenen Ordnung ist, dann können Palast und Hofstaat nachhaltig und langfristig in ihre Ordnung kommen.

Im Herzen ist auch der „Shen" verwurzelt. „Shen" bedeutet Geist, nicht im Sinne von Denken, sondern in einem übergeordneten Sinn. Gemeint ist auch „göttlicher Geist". Shen drückt also eine höhere Qualität aus.

Zum Herz als Energiezentrum gehört natürlich auch die Liebe. Diese Energie kann sich im Menschen in mehreren verschiedenen Oktaven manifestieren. Viele Menschen kennen leider nur die „unteren" Formen dieser Energie.

Die Manifestation der Liebe, die hier mit der Heilkraft des Herzens gemeint ist, ist in ihrer vollendeten Form frei von Bedingungen und frei von Objekten. Die Manifestationen beginnen mit der einfachsten Stufe, auf der wir beispielsweise einen anderen Menschen lieben, weil er oder sie so nett ist. Auf einer höheren Stufe lieben wir diesen Menschen einfach nur so, weil er oder sie ist. Die Bedingung „nett sein" ist verschwunden. Auf einer noch höheren Stufe verschwindet auch dieser andere Mensch und das Gefühl einer klaren und reinen Liebe entsteht, ohne dass dafür ein Gegenüber gebraucht wird. Das ist die höchste Manifestation der göttlichen Energie Liebe, die in diesem Stadium der Menschheitsentwicklung dem Menschen zugänglich ist. Im christlich geprägten Kulturraum wird sie auch „Agape" genannt.

Wie kann man sich nun dieser göttlichen Energie öffnen? Es gibt eine Übung, mit der man sich über 3 Stufen dieser Energie öffnen kann.

Die erste Stufe besteht darin, das Herzzentrum stärker von dieser Energie durchströmen zu lassen. Man stellt sich dabei vor, durch eben dieses Zentrum ein- und auszuatmen.

Das Herzzentrum liegt auf dem Brustbein, ungefähr 2 bis 3 Finger breit vom unteren Brustbeinende entfernt.

Entspannen Sie sich und atmen Sie ruhig und langsam. Stellen Sie sich einfach vor, wie dieser ruhige und langsame Atem durch dieses Zentrum in die Lungen einströmt und auch wieder hinausströmt. Durch das ruhige und langsame Atmen schaltet Ihr Nervensystem auf Entspannung um. Durch die Fokussierung Ihrer Aufmerksamkeit auf das Herzzentrum wird Energie dorthin geleitet, denn Energie folgt ja bekanntlich der Aufmerksamkeit.

Manchmal geschieht bei dieser Übung schon nach wenigen Versuchen etwas, aber oft zeigen sich Veränderungen erst nach einigen wenigen Wochen. Dann stellt sich ein ruhiges und friedvolles Gefühl ein, oft begleitet von der Empfindung eines angenehm warmen Energieballes am Herzzentrum.

Die zweite Stufe hat zum Inhalt, diese Energie auf den ganzen Körper zu verteilen.
Wenn die erste Stufe die erhofften Veränderungen erbracht hat, dann können Sie zur zweiten Stufe übergehen. Zuerst erzeugen Sie das angenehme Gefühl der ersten Stufe. Dann stellen Sie sich vor, wie diese wohltuende liebende Kraft in die einzelnen Teile Ihres Körpers strömt. Beispielsweise lassen Sie diese Kraft zuerst in Ihr rechtes Bein strömen, das dann von dieser Energie ganz ausgefüllt wird. So füllen Sie nacheinander den ganzen Körper auf, also Arme, Beine, Becken, Bauch, Brust und Kopf. Diese liebende, göttliche Energie erfüllt und durchströmt Ihr ganzes Wesen. Das Gefühl von Ruhe und innerem Frieden, das sich dabei einstellt, ist unbeschreiblich schön.

Die dritte Stufe will alte, verdrängte Energien reinigen. „Bereinigung alten Grolls" hatte O. Carl Simonton, der Pionier in der Krebstherapie mit inneren Bildern, eine sehr ähnliche Übung genannt. Seiner Erfahrung nach verlängert sich die Überlebenszeit Schwerkranker durch sein Programm um das Doppelte. Das zeigt, wie wichtig dieser Teil der Übung ist. Sie besteht im Kern darin, dass wir uns vor unserem inneren Auge Menschen vorstellen, mit denen wir einen Konflikt haben oder hatten. Dann stellen wir uns

vor, dass in deren Herzen ein liebendes Licht leuchtet, woran wir erkennen, dass sie ihren inneren Frieden gefunden haben. Dann entlassen wir dieses Bild,
diese Vorstellung an die Weisheit des Universums,
die diese Energie weiterleitet, wenn es für alle Beteiligten zum Besten ist.

In meinen Seminaren erlebe ich oft, dass gegen diese
letzte Stufe teilweise ungeheuer viel Widerstand
entwickelt wird. Es versteht sich von selbst, dass Sie
nur Personen vor Ihr inneres Auge lassen, mit denen
Sie sich eine solche Energie der Vergebung und des
Verzeihens auch vorstellen können. Wenn Ihre inneren Widerstände gegen eine bestimmte Person zu
groß sind, dann suchen Sie sich jemanden aus, mit
dem Sie einen harmloseren Konflikt haben. Schwers-
te seelische Verwundungen sollten nicht auf eigene
Faust ohne therapeutische Begleitung bereinigt werden.

Wichtig ist, dass Sie sich mit dieser dritten Stufe selber keine Gewalt antun. Gehen Sie diese Stufe langsam an. Bereinigen Sie zunächst harmlose Konflikte,
die ganz schlimmen lassen Sie zunächst unangetastet.
Vielleicht gehen Sie sie erst in ein paar Jahren an,
vielleicht auch nicht. Denn nur, wenn Ihr Gefühl „Ja"
zu diesem Bild sagen kann, hat die Übung eine starke
Wirkung.

Wenn Sie im Moment keinen Konflikt haben, dann
nehmen Sie einen aus der Vergangenheit. Möglicherweise glauben Sie, diesen Konflikt bereist verdaut
zu haben. Bei dieser Übung zeigen uns unsere Gefühle nicht selten, dass doch noch einiges zu bereinigen
ist.

Wenn transpersonale Zusammenhänge in Ihrem persönlichen Weltbild nicht vorkommen, dann betrachten Sie diese Vorstellung einfach nur als ein Bild, das von Ihrem Unterbewusstsein aufgenommen wird. Unser seelisches Betriebssystem versucht dann, Körper, Denken und Fühlen in dieser Richtung umzugestalten.

In einem transpersonalen Weltbild hingegen ist alles, was existiert, nur ein Teil eines großen, intelligenten Bewusstseins. Jedes menschliche Bewusstsein ist demnach ein holographisches Fragment dieses unendlich großen Überbewusstseins. Wenn Sie ein solches Weltbild haben, dann ist Ihnen der Gedanke sicher sehr vertraut, dass diese Energie tatsächlich auch bei dem Betreffenden ankommt. Es geschieht dann tatsächlich sehr häufig, dass sich das Verhältnis zu diesem Menschen verbessert. Bestehende Konflikte werden aufgeweicht und neuen Konflikten wird mehr und mehr der Nährboden entzogen. Die meisten Konflikte, die der durchschnittliche Mitteleuropäer mit anderen Menschen hat, lösen sich auf diese Weise im Laufe der Zeit einfach auf.

Wenn Sie sich einen Menschen vor Ihr geistiges Auge holen, der Ihnen vielleicht Unrecht getan oder der Ihnen übel mitgespielt hat, dann sollten Sie bedenken, dass jemand, der seinen inneren Frieden gefunden hat, kein Interesse an feindseligen Handlungen hat. Es handelt sich also nicht um eine Belohnung für Missetaten, sondern um eine positive Veränderung für alle Betroffenen. Sie tun vor allem sich selbst etwas Gutes damit.

Auf jeden Fall reinigen Sie Ihr Energiesystem von altem Ballast. Damit schaffen Sie Raum für höhere und reinere Kräfte, die sich heilsam und befreiend auf allen Ebenen des menschlichen Seins auswirken.

Agape, die göttliche Liebe, drängt sich nicht auf. Sie stellt sich dem Empfänger zur Verfügung und sie respektiert selbstverständlich dessen Willen und dessen Lebensauftrag. Wenn Sie also diese göttliche Liebe aussenden und, ganz wichtig, dabei keinerlei Erwartungen an ein Resultat haben, dann richtet diese göttliche Liebe auch keinen Schaden an und Sie greifen nicht in Prozesse anderer Menschen ein. Außerdem geben Sie diese Energie dann noch an die Weisheit des Universums ab und es ist dieser Instanz überlassen, was weiterhin damit geschieht. So können Sie sicher sein, dass Sie nicht unbefugt in ein fremdes Leben eingreifen.

Agape, die göttliche Liebe, schließt übrigens nicht aus, sich auf der weltlichen Ebene wirksam zu verteidigen. Sie können einen Konflikt auf der geistigen Ebene mit dieser göttlichen Energie entschärfen und gleichzeitig, wenn es erforderlich erscheint, auf der weltlichen Ebene mit entsprechenden Mitteln wie beispielsweise einem Anwalt Ihre Rechte vertreten.

Als Meister Jesus sprach: „Liebet eure Feinde", da meinte er wahrscheinlich genau so etwas wie diese Übung.

Um sich langsam auf die Bereinigung alter Energien vorzubereiten ist es ratsam, diese Übung zunächst mit Menschen zu machen, die Ihnen nahestehen. Dann erst versuchen Sie es mit den Konfliktbeladenen. Dieser Übergang könnte Ihnen dann leichter fallen.

Zum Abschluss möchte ich noch den Arzt Dr. Bernie Siegel zitieren, der Patienten untersucht hatte, die aus einer ausweglosen Situation heraus Ihren Krankheiten wie Krebs oder ALS überwunden hatten. Er nannte diese Menschen „außergewöhnliche Patienten" und schreibt in seinem Buch „Mit der Seele heilen" über sie: *„Außergewöhnliche Menschen geben sich keine Mühe, nicht zu sterben. Sie geben sich Mühe, zu **leben**, bis sie sterben. Denn dann haben sie gewonnen, egal wie ihre Krankheit ausgeht.".* Eine Patientin namens Evy, die an einer unheilbaren Krankheit litt und entgegen der Prognose ihres Arztes nicht daran verstarb, sagte: *„Bevor ich starb, wollte ich unbedingt noch herausfinden, was es mit der bedingungslosen Liebe auf sich hat. [...] In meinen letzten Lebensmonaten wollte ich die bedingungslose Liebe erleben. Ich wollte dieses süße Gefühl kennen lernen."*
Die Heilkraft des Herzens und ihr immenses Potenzial sind mit diesen Zitaten sehr gut beschrieben.
Mit den 3 Stufen, die hier beschrieben sind, können Sie sich für diese göttliche Kraft öffnen.

Wenn Sie kein transpersonales Weltbild haben, dann lade ich Sie ein, diese Übung mit offenem Geist, ohne Vorurteile und mit einer gesunden Neugier, also mit dem Geist eines Kindes, auszuprobieren.

Hier eine beispielhafte Anleitung:

Diese Anleitung war nicht in „Visionen" veröffentlicht.

Setze oder lege dich bequem hin- wenn du möchtest, dann schließe jetzt deine Augen - ziehe deine Aufmerksamkeit auf deinen Körper zurück.

Du achtest jetzt nur noch auf deinen Atem, wie du einatmest und ausatmest, in deinem ganz eigenen Rhythmus.

Bei jedem Ausatmen gleitest du noch ein wenig tiefer hinein in diese wunderbare Ruhe.

Noch ein wenig tiefer und tiefer hinein in diese wunderbare Ruhe.

Du nimmst nun wahr, wie in deinem Herzen ein liebendes Licht ist,

du nimmst wahr, wie dieses liebende Licht in deinem Herzen leuchtet.

Dieses liebende Licht aus deinem Herzen strömt nun in deine Beine

und es füllt deine Beine ganz aus.

Dieses liebende Licht aus deinem Herzen strömt nun in deinen Bauch

und es füllt deinen Bauch ganz aus.

Dieses liebende Licht aus deinem Herzen strömt nun in deine Lunge

und es füllt deine Lunge ganz aus.

Dieses liebende Licht aus deinem Herzen strömt nun in deine Arme

und es füllt deine Arme ganz aus.

Dieses liebende Licht aus deinem Herzen strömt nun in deinen Kopf und es füllt deinen Kopf ganz aus.

*Vor deinem geistigen Auge erscheinen nun
Menschen, die du liebst.
Du nimmst wahr, wie diese Menschen erfüllt sind von
innerem Frieden und von universeller Liebe.
Lass diesen Gedanken nun los an die Weisheit des
Universums.*

*Vor deinem geistigen Auge erscheinen nun
Menschen, die dich lieben.
Du nimmst wahr, wie diese Menschen erfüllt sind von
innerem Frieden und von universeller Liebe.
Lass diesen Gedanken nun los an die Weisheit des
Universums.*

*Vor deinem geistigen Auge erscheinen nun
Menschen, die Hilfe brauchen.
Du nimmst wahr, wie diese Menschen erfüllt sind von
innerem Frieden und von universeller Liebe.
Lass diesen Gedanken nun los an die Weisheit des
Universums.*

*Vor deinem geistigen Auge erscheinen nun
Menschen, mit denen du in einem Konflikt stehst.
Du nimmst wahr, wie diese Menschen erfüllt sind von
innerem Frieden und von universeller Liebe.
Lass diesen Gedanken nun los an die Weisheit des
Universums.*

*Nun beendest du die Meditation, indem du in dein
Unteres Dantian hineinatmest.*

Friede sei mit dir!

Lichtfontaine

Diese Meditation gehört eigentlich nicht zum klassischen Stillen Qigong. Aber es geht hier um den Qi-Fluss, so dass sie sehr gut hier her passt.

Bei dieser Meditation geht es darum, Qi über den Scheitelpunkt (Bai Hui) in sich aufzunehmen und im ganzen Körper zu verteilen. Abschließende wird es speziell im Herzen konzentriert. Das Qi wird dabei als Licht visualisiert, das mit Attributen wie „göttlich", „heilend" oder "wohltuend" versehen wird.

Durch diese Übung wird vermehrt Qi aufgenommen. Körper, Geist und Seele werden durchlichtet, gereinigt und harmonisiert. Alle Dimensionen des Seins werden durch dieses Licht geheilt und geheiligt.

1) Im ersten Schritt geht es um die vorbereitende Entspannung.
   Dazu werden allgemeine Formeln aus der Tiefenentspannung benutzt.

2) Im zweiten Schritt wird Qi in Form von Licht über den Scheitelpunkt eingeatmet und beim Ausatmen auf den ganzen Körper verteilt, in die Beine, Arme, Kopf und in die inneren Organe.

3) Jetzt lässt man das Licht beim Ausatmen an die Stellen strömen, an denen es besonders gebraucht wird und lässt es anschließend frei in den Körper strömen.

4) Jetzt werden Affirmationen gegeben wie beispielsweise: „Körper, Geist und Seele sind

von diesem Licht erfüllt" oder „alle Organe werden gereinigt und harmonisiert".

5) Dann wird das Licht speziell noch einmal in das Herz gelenkt. Der Meditierende lässt dabei frei alle Wahrnehmungen im Herzen zu.

6) Ausstieg. Die Übung wird beendet. Der Meditierende kommt langsam wieder im Hier und Jetzt an.

Hier eine beispielhafte Anleitung

Löse dich nun sanft von den äußeren Wahrnehmungen und ziehe deine Aufmerksamkeit auf deinen Körper zurück.

Nimm wahr, wie dein Körper den Stuhl / Boden / Unterlage berührt.
Du liegst auf dem Rücken, eingehüllt in die Wärme der Decke.

Lass nun los von den Dingen.

Und gleite hinein in diesen Zustand der Ruhe,
in diesen Zustand, in dem der Körper einschläft, aber der Geist erwacht.

Und gleite tiefer hinein in diesen Zustand der Ruhe,
in diese Ruhe, die dich einhüllt wie ein warmer weicher Mantel.

Und gleite noch ein wenig tiefer hinein in diesen Zustand der Ruhe,
in diesen Zustand, in dem Heilung in allen Dimensionen deines Seins geschehen kann.

Lass geschehen, was von selbst geschieht.

Gleite hinein in diese sanfte Ruhe.

Du sinkst tiefer und tiefer hinab.

Jetzt gleitest du noch ein wenig tiefer in die Entspannung hinein, tiefer und tiefer in diese wunderbare Ruhe.

Jetzt achtest du nur noch auf deinen Atem

- wie du einatmest
- und wie du ausatmest
- ein   und aus
- ein   und aus

In deinem ganz eigenen Rhythmus
- ein   und aus
- ein   und aus.

Vielleicht nimmst du jetzt wahr,
Wie dein Brustkorb oder dein Bauch

sich im Atemrhythmus

- hebt und senkt
- hebt und senkt
- sich füllt und leert.

Und bei jedem Ausatmen sinkst du ein wenig tiefer und tiefer in diesen wunderbaren Ruhezustand.

Einfach nur bei jedem Ausatmen noch ein wenig tiefer in diese wunderbare Ruhe hineinsinken.

Dann stell dir vor, dass oben auf deinem Kopf, auf deinem Scheitel, eine Öffnung ist.

Eine Öffnung, durch die du einatmest.

Durch die du Licht einatmest,
Licht, das eine reinigende Wirkung hat,
Licht, das alles heilt und alles durchdringt,
bis in alle Zellen, bis in die Zellkerne hinein.

Beim Einatmen strömt wohltuendes heilendes Licht in dich ein,
beim Ausatmen verteilest du dieses Licht in deinem ganzen Körper.

Beim Einatmen strömt dieses heilende Licht durch deinen Scheitel in dich hinein,

beim Ausatmen strömt es in deine Füße.
Einfach dieses Licht in deine Füße strömen lassen.

--

Beim Einatmen strömt dieses heilende Licht durch deinen Scheitel in dich hinein,

beim Ausatmen strömt es in deine Waden und Schienbeine.

Einfach dieses Licht in deine Waden und Schienbeine strömen lassen.

--

Beim Einatmen strömt dieses heilende Licht durch deinen Scheitel in dich hinein,

beim Ausatmen strömt es in deine Oberschenkel. Einfach dieses Licht in deine Oberschenkel strömen lassen.

--

Beim Einatmen strömt dieses heilende Licht durch deinen Scheitel in dich hinein,

beim Ausatmen strömt es in deinen Bauchraum. Einfach dieses Licht in deinen Bauchraum strömen lassen.

--

Beim Einatmen strömt dieses heilende Licht durch deinen Scheitel in dich hinein,

beim Ausatmen strömt es in deine Lungen. Einfach dieses Licht in deine Lungen strömen lassen.

--

Beim Einatmen strömt dieses heilende Licht durch deinen Scheitel in dich hinein,

beim Ausatmen strömt es in dein Herz.
Einfach dieses Licht in dein Herz strömen lassen.

--

Beim Einatmen strömt dieses heilende Licht durch deinen Scheitel in dich hinein,

beim Ausatmen strömt es in deine Hände.
Einfach dieses Licht in deine Hände strömen lassen.

--

Beim Einatmen strömt dieses heilende Licht durch deinen Scheitel in dich hinein,

beim Ausatmen strömt es in deine Arme.
Einfach dieses Licht in deine Arme strömen lassen.

--

Beim Einatmen strömt dieses heilende Licht durch deinen Scheitel in dich hinein,

beim Ausatmen strömt es in deinen Hals.
Einfach dieses Licht in deinen Hals strömen lassen.

--

Beim Einatmen strömt dieses heilende Licht durch deinen Scheitel in dich hinein,

beim Ausatmen strömt es in deinen Kopf.
Einfach dieses Licht in deinen Kopf strömen lassen.

Gibt es eine Stelle, zu der du besonders viel Licht strömen lassen willst? Ja?

Dann lasse beim Ausatmen jetzt das Licht in diese Stelle strömen.
Einfach dieses Licht strömen lassen.

Beim Ausatmen einfach dieses Licht strömen lassen.

Dann lasse beim Ausatmen das Licht jetzt in den gesamten Körper strömen.

Einfach nur dieses Licht frei strömen lassen.

Nimm nun wahr, wie es sich anfühlt, vollkommen von Licht erfüllt zu sein,
von diesem wohltuenden, heilenden Licht
mit seiner reinigenden Wirkung.
Bis in die kleinsten Zellen hinein durchdringt es deinen Körper.

alle Organe werden erfüllt,
alle Organe werden gereinigt und harmonisiert.

Körper, Geist und Seele werden von diesem Licht er-
füllt.
Körper, Geist und Seele werden gereinigt und harmo-
nisiert.

Alle Dimensionen deines Seins werden von diesem
Licht erfüllt.
Alle Dimensionen deines Seins werden gereinigt und
harmonisiert.

Alle Dimensionen deines Seins werden von diesem
Licht geheilt und geheiligt.

Nimm nun noch mehr Licht in dich auf.
Verteile dieses Licht noch mehr in deinem Körper
        noch mehr und mehr
        noch mehr und mehr.

Dann spüre in dich hinein,
*spüre, wie es sich in deinem **Herzen** anfühlt,*
dieses reinigende, heilsame Licht.

Alles ist durchflutet,
Alles ist mit Licht gefüllt.

Genieße noch ein wenig diesen wunderbaren Zustand.

Du weißt, dass du dieses Licht überall hin mitnehmen kannst,
dass du dieses Licht mitnehmen kannst in deinen Alltag
und dass du dich jederzeit wieder neu damit füllen kannst.

Mache dich dann mit dem Gedanken vertraut, diese Meditation zu beenden.

Komme langsam wieder im Hier und Jetzt an.

Nimm wieder wahr, wie der Körper den Stuhl / Boden berührt.

Nimm langsam wieder deine Umgebung wahr.

Hole tief Luft
Ziehe die Arme kräftig an
recke und strecke dich ein wenig
Und öffne deine Augen

Friede sei mit dir!